늘 피곤한 나!
무엇이 문제일까?

미카와 야스히토(통합의료전문의) 지음

임순모 옮김

늘 피곤한 나!
무엇이 문제일까?

초판 1쇄 발행 2021년 1월 21일

지 은 이 미카와 야스히토
옮 긴 이 임순모
발 행 인 권선복
편　　집 유수정
디 자 인 서보미
전 자 책 서보미
발 행 처 도서출판 행복에너지
출판등록 제315-2011-000035호
주　　소 (07679) 서울특별시 강서구 화곡로 232
전　　화 0505-613-6133
팩　　스 0303-0799-1560
홈페이지 www.happybook.or.kr
이 메 일 ksbdata@daum.net

값 15,000원
ISBN 979-11-5602-864-2 (13510)

Copyright ⓒ 미카와 야스히토, 2021

TSUKARE GA TORENAI GENIN HA FUKUJIN GA 9WARI
Copyright © 2020 Yasuhito Mikawa
Korean translation rights arranged with FOREST Publishing Co., Ltd. Tokyo through Korea Copyright Center, Inc., Seoul
이 책은 (주)한국저작권센터(KCC)를 통한 저작권자와의 독점계약으로 행복에너지/지에스데이타㈜ 에서 출간되었습니다. 저작권법에 의해 한국 내에서 보호를 받는 저작물이므로 무단전재와 복제를 금합니다.

늘 피곤한 나!
무엇이 문제일까?

미카와 야스히토(통합의료전문의) 지음

임순모 옮김

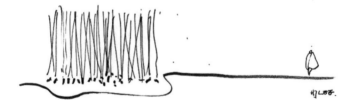

자고 또 자도 피로가 풀리지 않는다.

만성적인 피로를 안고서, 오늘도 열심히 일하고 있는 남성 및 여성분들이 저의 클리닉을 방문합니다. 그런데 주위를 돌아보면 대부분이 이렇습니다. 나이 탓인가 생각하고 있습니다만,

그렇지 않습니다. 나이 탓이 아닙니다. 젊은 층에서도 많은 사람들이 가지고 있는 증상입니다.

부신피로증후군

사실은 상당히 많은 일본인들이 이 부신피로증후군(이하 부신피로)에 의한 만성적인 피로로 고통받고 있습니다. 이것은 하루 종일 잠을 자도 해소할 수 있는 급성 피로가 아닙

니다.

잠을 충분히 자도 극심한 피로감은 계속되고 결국에는 아무 일도 할 수 없게 될 수도 있습니다. 저는 현재 도쿄 시부야에서 통합 의료를 제공하는 클리닉을 개설하고 있습니다.

저희 클리닉을 방문하는 환자들 중 가장 많은 사람들이 만성피로를 호소합니다.

한때 저 자신도 외래 응급 담당 의사로서 휴무 없이 근무하고 있었을 때, 모든 에너지가 소진된 상태에서 그러한 증상이 나타난 경험을 가지고 있습니다.

그때를 계기로 만성피로 개선에 온 힘을 다하게 되었습니다.

만성피로는 표준의료(현대의료)로는 실태 파악이 어렵고 효과적인 해결책도 제시되어 있지 않습니다. 병원에서는 이를 두고 노령이 원인이라며 자율신경 실조증, 기분 탓, 갱년기, 원인 불명, 잠을 자면 좋아진다 등으로 진료하는 경우가 대부분이라 생각합니다.

그러나 제가 진료하고 있는 통합 의료 관점에서 보면

만성피로는 부신이 중요한 열쇠를 가지고 있고 부신이 정상화되면 건강을 회복하게 됩니다.

그러기 위해서는 뇌, 장, 세포 등 인체를 전체적으로 살펴볼 필요가 있습니다.

이 책에서는 부신피로의 원인과 대책, 영양 및 건강법 등을 종합하여 이해하기 쉽게 전달하려 하였습니다. 가능한 것부터 계획을 세운다면 건강을 회복하고, 예방해 갈 수 있습니다.

그리고 부신피질을 알게 됨으로써 인체의 완벽한 메커니즘과 사람이 가지고 있는 무한한 가능성도 함께 이해하기를 바랍니다.

세상의 모든 사람이 자신 있게 자기의 충실한 삶을 살아가는 데 조금이라도 도움이 되었으면 하는 소망을 가져 봅니다.

미카와 야스히토(통합의료전문의)

| **진웅섭**(전 금융감독원장)

피곤이란 검사 수치만으로 진단할 수 있는 질병이 아니라 힘과 에너지 즉 심신의 모든 기능이 떨어져 있는 무기력함을 말하는 것이라 생각한다.

요즘처럼 적자생존의 도그마에 사로잡혀 완전무장을 추구하는 삶은 신체적 결박감과 과잉각성을 요구함으로써 많은 사람들은 만성피로감을 느끼며 피로사회의 인질로서 살아가고 있다.

그러므로 일에 수반된 시간과의 익숙함을 멈추고 자신을 위해 돌아볼 줄 아는 마음의 여유가 필요한 요즘이다.

　익숙함은 귀중함을 모르는 어리석음을 키운다.

　가까이 쉽게 얻을 수 있기에 소중함과 귀중함을 모르고 멀리 힘들게 얻어야만 좋은 것인 줄 안다. 건강도 마찬가지다. 너무 쉽게 가지는 익숙함에 소중함을 일깨워주는 마음마저 잃을 수 있다.

　이제 일상 그리고 세상의 모든 익숙함에서 벗어나 깊은 호흡으로 세상에서 가장 소중한 자기 자신을 위한 시간을 가져보시기를….

　가장 소중한 존재는 나 자신이라는 것을 되새기며….

| 강승우(대한제당 전무이사)

만성피로는 일상을 살아가는 현대인들에게 흔하게 나타나는 증상이지만 대부분의 사람들은 이를 가볍게 생각하고 치유노력 또한 부족한 것이 현실입니다.

근본원인을 찾아내기도 어려우며 치료 역시 난항을 겪는 경우가 다반사입니다.

이 책은 현대인들의 만성피로 원인과 해결책을 명쾌하게

제시하며 그에 대한 해답으로 부신을 주목하고 있습니다.

개인적으로도 역자의 지난 번역서 『장 누수가 당산을 망친다』를 읽고서 이에 맞춰 장 건강을 위한 식단 개선 및 운동을 병행하여 생활·체질 개선에 노력한 바 건강관리에 큰 도움을 받은 바 있습니다.

아무쪼록 피곤하다는 말을 달고 살면서도 만성피로의 원인을 못 찾았던 분들이 이 책을 통하여 만성피로에서 탈출하시어 일상에서 활기차고 건강한 삶을 누릴 수 있기를 소망합니다.

CONTENTS

서장

잠을 자도
피로가 풀리지 않는 「부신피로」

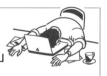

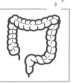

인체의 사령탑 「뇌」기능을 정상화한다

제5장

「영양」으로
부신피로를 개선하자

제6장

부신피로를 계기로
삶의 방식을 되돌아보자

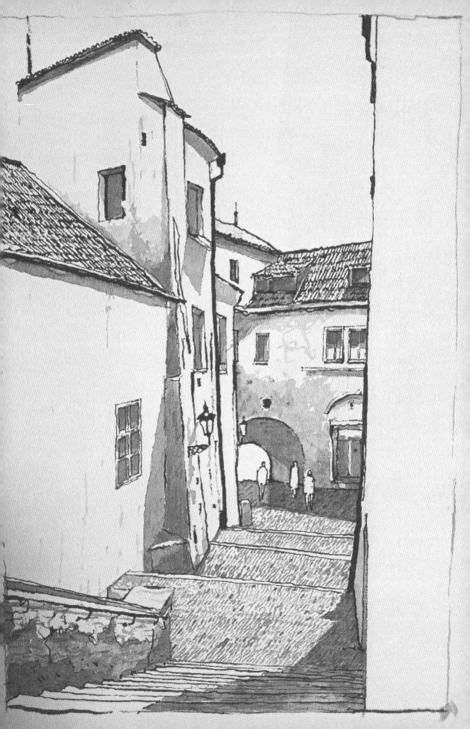

서장 :

잠을 자도 피로가 풀리지 않는 「부신피로」

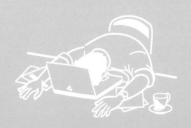

카가와 씨, 피로가 풀리지 않아서 클리닉을 방문하다

IT 기업에서 프로젝트팀을 관리하는 카가와 씨는 47세의 중년 남성이다. 그는 최근 연속되는 업무에 극도로 피곤해졌다. 실수를 하지 말아야 하며 잠시도 쉴 수 없는 시스템 개발과 담당업무는 다양하여 늘 시간에 쫓기고 있다.

또한 팀 매니저로서 대인관계에서 오는 고민도 항상 있었다.

이런 카가와 씨가 클리닉에 진료를 온 이유는 최근 피로감이 극에 달하고, 회사에 출근하는 것조차도 너무 힘들다고 느끼기 시작했기 때문이었다.

나이 탓인가 싶었다.

늘 피곤한 나! 무엇이 문제일까?

병원을 찾은 카가와 씨는 의사에게 말을 꺼냈다. "아무리 잠을 자도 피곤함이 풀리지 않습니다. 스태미나도 부족하고요." 그 말을 들은 의사는, 검사 수치를 보면서 의외라는 듯이 말했다.

"그 정도로 피곤하다면 코르티솔 수치가 아주 낮게 나와도 전혀 이상하지 않습니다.

그러나 카가와 씨의 경우, 오전 중의 수치가 이상하게 높게 나오네요. 아침에 무엇인가 특별한 것을 하고 있나요?" "아니요. 특별히… 아, 그러고 보니 아침에 일할 기분이 전혀 나지 않기에 업무를 시작하기 전 에너지 드링크를 한 병씩 마시고 힘을 냅니다."

그 말을 들은 의사는 미소와 함께 분명한 어투로 말했다. "카가와 씨는 부신피로일 가능성이 높습니다."

[수액 중 코르티솔 검사(일내 변동)]

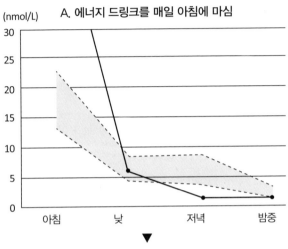

(nmol/L)　A. 에너지 드링크를 매일 아침에 마심

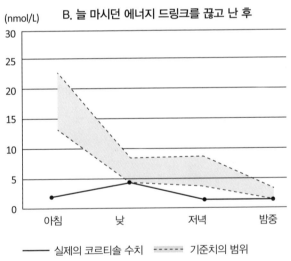

(nmol/L)　B. 늘 마시던 에너지 드링크를 끊고 난 후

―――― 실제의 코르티솔 수치　------- 기준치의 범위

늘 피곤한 나! 무엇이 문제일까?

아무리 잠을 자도 피로가 풀리지 않고, 뭘 해도 하고 싶
은 기분이 나지 않는, 이 책에서 선도적인 역할을 하고 있
는 카가와 씨는 만성 피로를 안고 저의 클리닉에 진료받
으러 오는 여러분들의 전형적인 모습입니다.

의사는 카가와 씨에게 '부신피로가 아닐까요' 라고 알려
줬습니다. 이것은 저의 클리닉에서 아주 흔하게 볼 수 있
는 일입니다. **부신피로는 병은 아니지만, 만성적으로 늘 피
곤해하는 사람들에게서 나타나는 증상입니다.**

왼쪽의 그래프는 카가와 씨를 모델로 한 남성들의 수액
중의 코르티솔 수치 검사 결과입니다. 두 줄 점선 안에 포
함되어 있는 범위가 기준치입니다.

A는 에너지 드링크를 늘 마시고 있을 때의 코르티솔 수
치입니다. 에너지 드링크에는 카페인이 몇 백 밀리그램 정
도 함유되어 있어 무리하게 활력소를 만들어냅니다.

그럼으로 매일 아침의 코르티솔 수치가 뛰어올라 높게 나오는 것입니다. 그런데 늘 복용하던 에너지 드링크를 그만두게 되면, B의 코르티솔 수치로 돌아가게 됩니다.

B가 이 사람의 원래 코르티솔 수치로서, 전형적인 부신 피로의 수치라 말할 수 있습니다. 그러나 이처럼 부신피로가 진행되면, 매일 아침의 코르티솔 수치는 기준치보다 훨씬 하락해 버리고 맙니다.

■ 365일 일벌레였던 의사가 부신피로에 걸려서

'부신피로'라는 말은 여러분들에게 생소하게 들릴지 모르겠습니다. 그러나 저는 부신피로에 대하여 일찍부터 주목하면서 환자를 대응하여 치료해 왔습니다. 그렇다면 저는 왜 이 증상에 관한 연구를 시작했을까요? 지금부터 그 이유를 이야기 해보려고 합니다.

약 10여 년 전 일입니다. 30대 후반에서 40대 초반이었던 저는 도쿄 사이타마 의료센터와 코지의 종합병원에서 구급의사 및 중환자실 치료의사로서 근무를 하였습니다. 구급외래는 사고나 위독한 병으로 생명이 경각에 달린 환자들이 밤낮없이 응급실로 실려와 적절하고도 긴급한 대처가 요구됩니다.

그 당시의 저는 현장의 경력으로 지식과 경험이 쌓여 상당한 역량을 가지게 되었고, 구급의사로서의 보람도 가지고 있었습니다. 야간 당직일 때에는 멀리서 구급차 사이렌 소리가 점점 가까이 오면, 아드레날린이 올라오면서 '자! 지금부터 해보자!'라는 의욕이 넘쳐났던 것 같습니다.

또한 병원에는 마취과 담당 의사가 적었기 때문에, 한밤의 긴급수술은 모두 저의 담당이었습니다. 긴급 연락용의 PHS(Personal Handy-phone System)를 가지고, 365일 자택에서도 병원에서도, 한밤의 긴급수술을 대기하였습니다. 그리고 지속적으로 중환자 치료 및 일반 병동의 관리도 담당하였으며, 추가로 '외래 영양'까지 열어서 일과 중의 진료와 함께 시행하였습니다. 저는 잠시도 쉴 틈 없는 의사로서 하루하루를 충실하고 자신감 가득한 마음으로 일했습니다.

그러나 어느 때부터 야간의 당직 중에 구급차의 사이렌 소리가 들려오면, 왠지 고통스럽게 느껴지기 시작하였습니다. '이상하네, 지금까지는 한밤의 당직이 너무 좋았는데…'라는 생각을 하게 되었습니다. 야간뿐만 아니라, 점점 아침에 일어나 병원에 출근하는 것조차도 고통스러워졌습니다. 아침뿐 아니라 밤에도 체력적으로 힘들어 '자신이 나태한 사람이 되어 버린 것은 아닌가' 하는 자책까지 하게 되었습니다.

한편 담당하고 있던 외래 영양에서도 일할 의욕이 없으며, 아침은 너무 괴롭고, 나태한 사람이 되어버린 것처럼 느낀다는 환자들이 대단히 많다는 것을 알게 되었습니다. 그 모든 분들이 공통적으로 가지고 있는 것은 코르티솔 수치가 기준치보다 낮은 상태라는 점이었습니다. 이러한 자료를 바탕으로 저는 환자들에게 **'부신피로입니다'**

라는 진단을 내렸습니다. 그러다 어느날 문득 정신이 들었습니다.

'앗, 나도 똑같은 증상이 아닌가?'
정신을 차려보니 저 역시도 **부신피로** 증상이었습니다.

■ 지나친 업무 활동으로 모든 에너지를 태워버렸을 때 야기된다

부신피로는 '부신'이라는 장기가 혹사되어 피로해지는 증상입니다. 어린아이에서 고령자까지 폭넓은 연령에 걸쳐 나타나는 증상입니다. 부신피로에 시달리는 주된 층은 30~40대입니다. 50대 이후의 연령에서도 결코 적지 않습니다. 과중한 업무로 모든 에너지를 소모해 버려, '아무 것도 하고 싶지 않다' '정신 못 차릴 정도로 자고 싶다'라며 일을 할 수 없는 상태가 됩니다. 그러나 일본인은 순진한 면이 있기에, 그런 자신을 '나태한 사람'이라 자책합니다.

부신은, 건강의 원천이 되는 호르몬 '코르티솔'을 분비하고, 에너지를 만들어 내는 역할을 합니다. 코르티솔은 이른 아침을 정점으로 가장 많은 양이 분비되는데, 우리들이 아침에 힘차게 일어나는 것은 모두 코르티솔 덕분입니다.

코르티솔의 분비량은 하루에 걸쳐 완만하게 감소해 갑니다. 그러므로 저녁부터 밤이 되면 코르티솔은 거의 분비되지 않습니다. 아침에는 확실하게 코르티솔이 나오고 밤이 되면 그 분비량이 내려가면서 깊고 편한 잠을 자게 됩니다. 인간의 몸은 아침에 일어나 일을 하며 밤에는 휴식을 취하도록 기능이 갖추어져 있습니다.

그러나 부신으로부터 코르티솔이 분비되지 않게 되면, 의욕도 사라지고 피로가 만성화되며 늘 지쳐있는 상태가 됩니다.
휴일뿐만 아니라 평일에도 일어날 수 없으며, 업무를 비롯하여 집안의 일이든 무엇이든 손이 가지 않게 됩니다.

'나이 탓에 피로하다'는 사람이 많다고 생각합니다만, 단순히 나이 탓만이 아닙니다. '부신피로'는 일종의 분명한 '증상'입니다.

■ 다양한 요인이 얽혀 있는 부신피로 증상

그런데 저 자신이 부신피로라는 것을 알게 되었을 때, 저는 어땠을까요? 실제로 저는 남성호르몬 및 코르티솔이 환자들보다 훨씬 더 낮은 수치가 나왔습니다.

더구나 저에게는 변비 증상도 있었고, 장내 환경도 최악의 상태였습니다. 당직실에는 산더미 같은 컵라면이 비축되어 있었고, 늘 시간이 없었으므로 그것만을 주로 먹었기 때문입니다.

실제로 부신피로에는 장내 환경도 관계하고 있습니다. 저의 몸은 식사의 내용이 불건강하였기에 장내 질병으로 장누수 현상(Leaky Gut Syndrome)이 합병으로 발병하였고, 여기

저기에서 염증을 일으키고 있었습니다. 코르티솔은 체내의 염증을 억제하는 작용도 하고 있습니다.

다시 말해서, 지나친 업무와 염증 등 여러 가지 요인으로 저의 부신은 계속하여 코르티솔을 분비하게 되어 극도로 피로해져 있었던 것입니다.

'이 상태로는 어렵다'고 생각한 저는 병원과 상의하여 먼저 1년간 당직 담당자에서 제외되기로 하였습니다.

야간 업무를 쉬게 되면서, 체력이 상당히 회복된 것을 실감하게 되었고, 또한 식사의 개선과 지속적인 스트레스 관리와 함께 '영양요법'과 '명상', '아유르베다(AYURVEDA-인도 고대 전통의학)' 등을 행하고 가능한 것은 무엇이든 실천하였습니다. 이러한 치유 경험을 하기 전에는 '그렇게 치료를 하면 좋아질 것'이라는 의사로서의 예측을 통해 환자들을 진료하였습니다. 하지만 이것은 제가 저 자신을 완치시킨 사례로 귀중한 임상경험이 되었기에 훗날 환자들 치료에 분명한 확신을 가지게 되었습니다.

건강한 상태를 100점이라 한다면 응급 외래에 실려 오는 위독한 환자들은, 건강 레벨이 20~30점까지 떨어져 있습니다. 이 정도라면 의사가 치료하고, 환자 본인이 노력을 한다고 해도 60~70점 정도까지밖에 회복이 안 되는 경우가 많습니다.

그렇다면 내가 **의사로서 할 수 있는 가능한 일은 무엇일까요?** 결론은 간단합니다. 그것은 **환자가 병원에 진료받으러 오지 않도록 하는 것.** 다시 말하면 예방 의학이 중요합니다.

2005년, 저는 약에 의존할 수밖에 없는 현대 의학 이외에도 가능성을 추구하고, 현대의료와 공존 가능한 '보완대체 의료'를 모색하기 시작하였습니다. 보완대체의료란, 예를 들면 침구 치료 및 한방오일 마사지, 테라소테라피(THALASSOTHERAPY-해양요법-해초, 해수 입욕, 갯벌 흙 등을 이용), 아로마 등 여러 종류의 다양한 치료방법을 의미합니다.

그중에 하나로 '아유르베다(AYURVEDA-인도 전통의학)'가 있습니다. 아유르베다는 산스크리트어로 '생명의 과학'을 의미하며 세계에서 가장 오래된 인도 전통 의학입니다.

아유르베다가 알려주는 것은 **'지구와 자연이 균형을 유지하면서 살아가는 것'**입니다. 균형을 유지하는 것은 부신피로의 치료에 있어서도 아주 중요합니다.

균형 잡힌 식사와 생활은 코르티솔의 과다 분비를 예방하는 것으로 연결됩니다.

그리고 부신피로의 개선에 기여하는 것이 '영양 요법'입니다. 원래 중환자실 의사였던 저는 중환자 치료실(ICU)에서 위독한 환자에게 '약리적인 영양(PHARMACOLOGICAL NUTRITION)'과 '면역적 영양(IMMUNOLOCAL NUTRITION)'을 이용하여 다양한 중증 병들을 20년 동안 치료해 왔습니다.

더욱이 최근 일본에서 주목받기 시작한 '분자정합영양

의학(ORTHOMOLECULAR MEDICINE)'도 저는 부신피로를 포함한 치료의 한 축으로 알고 있습니다. 분자정합영양의학은 1960년대 미국에서 제창되었던 방법입니다.

만성 질환은 체내 영양소의 균형이 무너짐으로써 발생합니다. 그러므로 영양소의 체내 농도를 바르게 조절하면, 몸의 기능이 정상화되고 다양한 병들이 치유됩니다. 이것이 '분자정합영양의학 방식'입니다.

이렇게 '현대의학' '영양요법' '아유르베다' '그 외의 민간요법' 각각이 가지고 있는 장점을 취합하여 저는 **'하이브리드 영양 의학'**을 독자적으로 만들었습니다.

하이브리드 영양 의학은 부신피로를 겪는 환자가 내원한 경우, 혈액검사 등의 '현대의학적인 검사'에 의해 체내에서 일어나고 있는 것을 수치로 알 수 있게 해 줍니다.

저는 해외에 있는 전문적인 검사기관에 위탁하여 조사하고 있고, 기본적인 맥박과 혈압수치뿐만 아니라, 각종 호르몬과 뇌내 신경전달물질의 분비량, 체내에 축적된 독소의 양 등도 상세히 파악할 수 있습니다. 그래서 현대 약 이외에도 영양제 처방과 영양 지도 등으로 치료하고 있습니다. '영양요법'을 이용하면 음식을 위장에서 확실하게 소화, 흡수할 수 있습니다.

그야말로 효과 있는 요법입니다. 아유르베다에서도, 소화력이 떨어지면서 생긴 미소화 물질이 체내에 악영향을 준다고 합니다. 그래서 위장의 소화력을 중요시하고 있습니다. 저의 클리닉은 추가로 천연 허브요법, 킬레이션요법 (DETOX 해독), 원락요법(난치성의 통증 및 저림을 단기간에 소멸시키는 이론과 기술), 플라즈마요법 등도 이용하여 치료하고 있습니다.

그러나 현대 의료와 영양요법 등의 치료만으로는 충분하지 않습니다. 아유르베다에서 알려주는 것처럼 '매일 어떤 식으로 살아갈 것인가'라는 생활 습관과 '무엇에 가치를 두고 살아갈 것인가'라는 대국적인 인생관을 갖는 것도 중요합니다. 그래서 이 책에서는 의학적인 관점에 더하여, 삶의 방식에 대해서도 언급을 해 보겠습니다.

제1장

「부신」이 극도로 피로해지는 메커니즘

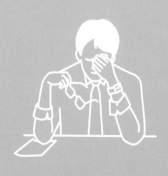

카가와 씨,
아침에 일어나지 못하다

    회사에서 중요한 업무를 도맡게 된 것은 5∼6년 전의 일이다. 당시에는 회사 일이 바빠서 전쟁터와 같은 날들을 보내고 있었다. 그렇다 하더라도 업무에 대한 에너지는 충만한 시기였다. 그러던 것이 최근 2∼3년은 피로가 축적되어 일에 대한 의욕이 전혀 생기지 않는다.

    피로가 두드러지게 나타난 것은 어느 날 아침이었다. 교외에서 출퇴근하는 카가와 씨는, 이른 아침에 집을 나서지 않으면 혼잡한 전차를 타야만 한다. 그렇기에 일찍 일어날 수밖에 없었다. 그럼에도 불구하고 카가와 씨는 최근 자다가 두세 번 정도 깨는 일은 당연한 일상이 되었다.

자다 깨니 제 시간에 일어나지 못하기도 했다. 그럴 때마다 전차를 놓치고 한 시간 이상이나 서서 가야 하는 만원 전차에 시달리고 있다. 그러기에 회사에 도착할 즈음에는 피로가 극심한 상태에 달한다.

아침에는 일을 시작하기 어렵지만 오후부터는 힘이 나면서 업무가 순조롭게 진행된다. 집에 가려는 직원에게도 업무 지시를 내려 그 직원에게는 늘상 있는 일이 되어버릴 정도다.

더욱이 업무는 회사 안에서만 끝나는 것이 아니다. 이동 중인 전차 안에서도, 집에 도착한 후에도 잠자기 직전까지 스마트폰을 보고 있다.

업무생각이 머리에서 떠나지 않고, 잠을 자도 잔 것 같지도 않다. 업무의 진척 상황이 걱정이 되어 충분한 수면을 취하지 못하는 날도 빈번하게 있다.

그 영향인가, 주말에는 늘 피곤하여 뒹굴거리는 카가와 씨에게 '게으르고 나태한 사람'이라며 닦달을 하던 아내도 요즘은 카가와 씨를 아예 포기하고 애들만 데리고 외출해 버린다. 어떤 결론도, 의미도 없는 부부간의 대화도 귀찮아지고 성욕마저 감퇴하는 기미가 보인다.

하지만 카가와 씨는 아직 이 사실을 느끼지 못하고 있다. 부부 사이에서도 틈새의 바람이 불기 시작하고 있다. 의사는 카가와 씨에게 이렇게 말했다. "피로, 여러 가지 의미로 방치하지 않는 편이 좋다고 생각합니다."

■ 부신피로 체크 리스트

다음의 항목들 중 몇 가지나 해당됩니까?

> ▢ 잠을 자도 피로가 풀리지 않는다
> ▢ 아침에 일어날 수 없다
> ▢ 회사에 가는 것이 귀찮다

늘 피곤한 나! 무엇이 문제일까?

□ 의욕이 생기지 않는다

□ 아무 일도 없는데 슬프다

□ 너무 피로하여 밤에 잠을 잘 수 없다

□ 서 있는 것조차 힘들다

□ 변비가 심하다

□ 자주 설사를 한다

□ 휴일에는 아무것도 하고 싶지 않다

□ 저혈압

□ 목과 등, 허리가 아프다

□ 금방 체력이 바닥난다

□ 기억력이 저하된다

□ 업무의 실수가 많아졌다

□ 스포츠 클럽 등에서 운동하는 것이 귀찮다

□ 단 것과 커피, 신맛의 음식이 당긴다

□ 성욕이 떨어졌다

□ 지금까지 좋아했던 것마저 흥미가 없어졌다

□ 사소한 것에 화가 나고 소리를 지른다

이 중에 몇 개에 해당되시는지요? 5개 이상의 항목에 해당된다면 부신피로의 가능성이 있습니다.

■ 부신은 「에너지의 원천」을 만드는 장기

의욕과 에너지를 가지게 하는 코르티솔이 감소하면 기력이 떨어지고, 피로를 느끼게 됩니다. 이러한 코르티솔을 주로 만드는 곳이 부신입니다. **부신은 신장의 위에 붙어있는 작은 장기**로, 삼각형의 주먹밥 같은 형태를 하고 있습니다. '부신피질'과 '부신수질' 2개의 구조로 나누어져 있고, 코르티솔은 부신피질에서 분비됩니다.

부신은 대단히 튼튼한 장기입니다.
부신에 부하가 걸리기 시작하여 명확하게 부신피로의 증상이 나오기까지는 수년의 시간이 필요합니다. 체력이 있을 때에는 과중한 업무를 하더라도 1일 내지 2일 정도 충분한 잠을 자면 피로가 해소되지만, 만성피로의 증상이 나타나기

늘 피곤한 나! 무엇이 문제일까?

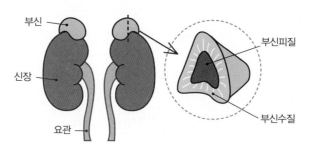

[부신이란 신장 위에 있는 작은 장기]

부신

신장

요관

부신피질

부신수질

시작하면 잠을 많이 자더라도 피로가 풀리지 않습니다. 수개월, 수년 단위의 피로가 축적되어 있기 때문입니다.

　괴로운 증상이 있음에도 불구하고, 병원에서는 검사를 받아도 '이상 없음'이라 진단되는 경우가 대단히 많습니다.

　이런 증상을 보임에도 병원 의사들은 환자들에게 '기분 탓입니다' '휴식을 취하면 그사이 좋아집니다'라는 말로 처방하곤 합니다. 단순히 스트레스 때문일 거라고 단정 짓는 것이지요. 때에 따라서는 정신과, 심리치료, 내과로 소개하는 경우도 있습니다.

　실제로 현재의 의학 교육은 부신에 관하여 공부하는

기회가 다른 장기에 비하여 아주 적은 편입니다. 부신은 어떤 경우에도 병에 걸리지 않으므로 내분비 전문의가 아니라면 의사라 하더라도 부신에 관하여 관심이 적을 수 있다고 생각합니다.

이렇게 말하는 저도 부신과 관련된 병(보험 병명이 붙은 질환으로 하수체성 분비 항진증(acth cushing's syndrome)과 갈색 세포종(pheochromocytoma) 등등)은 숫자를 셀 수 있을 정도로 아주 소수의 병명으로 진단합니다.

'부신피로'는 스트레스 사회에서 나타나는 특유의 증상입니다. 근래에 들어서 많이 증가하고 있음에도 불구하고 이 병의 대한 인지도가 낮은 까닭은 부신과 관련된 병이 거의 없다고 생각하고 있기 때문일지도 모릅니다.

■ 몸에서도 마음에서도 나타나는 증상

피로감을 방치해 두면 점점 피로가 쌓이고 일상생활에

지장이 나타나기 시작하면서, **아침에 좀처럼 일어나지 못하게 됩니다.** 알람종이 울려도 끌 수조차 없습니다. 알람을 끄더라도 두 번, 세 번 자면서 침대에서 나오기 쉽지 않습니다.

사람에 따라서는 알람 종소리마저 듣지 못합니다.

그리고 일을 할 수 있는 체력마저도 점점 떨어집니다. 두뇌 활동이 둔해지고 당연하게 해 왔던 **일상적인 일과가 귀찮아지며, 새로운 일을 기억하기 어렵게 됩니다.** 집중력도 떨어져 **업무의 실수도 점점 많아집니다.** 휴일에도 피곤하여 **움직이기 싫고, 집에서는 계속 잠만 잡니다.** 몸은 몹시 지쳐서 괴로운 데도 불구하고 **머리에는 흥분감이 올라와 제대로 수면을 취할 수 없을 때도 있습니다.**

부신이 피로해지면 좋아하는 **취미도 변할 수** 있습니다. 단 것을 별로 좋아하지 않았던 남성이 **달달한 것을 좋아하게 되어** 초콜릿과 푸딩, 케이크 등 달콤한 것을 찾게 됩니다. 그 이유는 몸이 몹시 피곤하면 곧장 에너지로 변환될 수 있는 당분을 필요로 하기 때문입니다. 커피를 즐겨 마시는 사람은 어느 날 마시는 양이 증가하기도 합니다.

특히 카페인과 설탕이 들어 있으면 극도로 피로했던 몸이 흥분하여, 일시적으로 활력이 되살아납니다. 그런 이유로 **캔커피를 끊는 일이 지극히 어려운 사람도 많습니다.**

그러나 그 효과가 사라지면 저혈당이 일어나고 전보다 훨씬 더 많은 피로가 축적되는 악순환의 함정에 빠지게 됩니다. 에너지 드링크와 영양 드링크는 흥분감을 주는 힘이 강하기에 그것으로 힘을 내려는 사람도 있습니다.

술을 마시는 양이 증가하는 경향도 있는 반면에, 반대로 마실 수 없는 상태가 되는 사람도 있습니다.

그렇기에 체력이 없으므로 **운동도 불가능하게** 됩니다. 스포츠 센터에 가는 일도 점차 미루게 됩니다. 회비를 지불하였기에 가지 않으면 아깝다는 생각이 들더라도 몸은 움직여지질 않습니다.

알레르기 증상과 어지러움과 휘청거림 등 자율신경 실조증

증상이 나타나기도 합니다. 피로 상태가 심각한 지경이 되면 요통과 등의 통증으로 잠자리에서 돌아누울 수 없게 되기도 하며 화장실에 못 가는 경우도 발생합니다.

부신피로가 진척이 되면 육체적인 문제에만 머물지 않고 정신적인 면에도 영향을 미치게 됩니다. **뜬금없이 눈물이 나기도 하고** 이유 없는 **불안감과 초조감**, 그리고 **원인불명의 공포감**에 휩싸이기도 합니다.

남성의 경우, **기분이 우울해지는 경우**가 있습니다만, 때로는 좌절감이 강하게 표출되어 나오기도 합니다. 일에 대한 허용범위가 좁아져 **자주 화를 내게 됩니다.** 저도 지금까지는 화를 낸 적이 별로 없었음에도 '왜 이렇게 사소한 것에도 화가 나지?' 하고 이상하게 생각했던 시기가 있었습니다. 그것은 실제 부신피로의 전형적인 증상이었던 것입니다.

여성이 부신피로에 걸리게 되면 아주 사소한 것에도 화를 내며 **남편에게 이유 없이 화를 퍼붓기도 합니다.** 주위의 남편들로부터 이런 얘기들을 심심찮게 듣기도 합니다. 어느 순간 갑자기 자신의 아내가 돌변한다고, '나는 잘못이 없는데도 불구하고 아내가 소리를 지른다'고 말입니다.

이것은 아내의 성격적인 문제라기보다 부신피로에 의한 만성피로의 결과입니다. 여성은 여성 호르몬(에스트로겐)의 영향을 받기 때문인데, 그것에 추가되어 감정적인 파도가 훨씬 커지는 경향이 있습니다.

■ 원인과 대책: 영양, 미토콘드리아, 장, 뇌

부신피로는 3단계로 생각해 볼 수 있습니다.

제1단계는 부신피로의 초기입니다. 우리 몸속에는 스트레스에 대처하려는 코르티솔이 늘 지속적으로 분비됩니다. **육체적으로나 정신적으로 고조된 상태가 되면서, 업무를 충실하게 하고 있는 것 같이 느끼게 됩니다.**

제2단계가 되면 피로가 나타나고 감기에 자주 걸린다든지,

알레르기증상이 나타나기도 합니다. 어깨 결림, 허리통증 등의 통증을 느끼기 시작합니다.

제3단계는 마지막으로 극도로 피로해져 몸을 움직일 수 없게 됩니다. 힘을 낼 수 없게 되면 일본인들은 '나태한 심리가 강하게 나타났다'며 자신을 책망하곤 합니다. 이때 부신피로를 의심해 보는 것은 어떨까요?

부신피로의 주된 원인은 '휴식 부족' '넘치는 스트레스' '바쁜 생활' '균형이 무너진 식습관'입니다.

이런 생활이 몇 년간 쌓여 오면 장내 환경은 악화되고 영양소 부족과 면역력의 저하를 야기시킵니다. 더구나 다양한 염증을 그대로 방치하면 부신은 스트레스에 대한 대항뿐만 아니라 염증도 억제해야 합니다. 그 결과 24시간 365일, 코르티솔을 계속 방출하게 되면서 극도로 피곤해져 점차적으로 부신피로로 진행됩니다.

부신피로는 현재 표준의료에서는 공식적인 진료대상으로 제대로 다루지 않는 증상입니다. 그러나 혈액 검사 및 소변 검사 등 상세한 데이터를 영양요법적으로 해석하면,

체내에서 무엇이 일어나고 있는지, 적절하게 기능을 하고 있는 것인지를, 영양요법을 아는 의사라면 곧 이해할 수 있습니다.

그리고 저는 20년 이상의 임상과 연구를 통하여 다음 4가지 요소가 부신피로의 예방과 회복의 포인트라는 것을 알게 되었습니다.

그것은 **'영양' '미토콘드리아' '장' '뇌'**입니다.

이 4가지는 상호 유기적으로 관련되어 있습니다. 하나씩 접근해 봄으로써, 부신피로를 개선할 수 있습니다.

다음 장에서는 이 4가지의 요소에 관하여 상세하고 구체적으로 설명하겠습니다.

늘 피곤한 나! 무엇이 문제일까?

제2장 :

면역의 열쇠를
가지고 있는
「장」을 회복한다

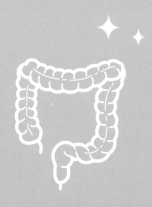

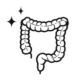

카가와 씨, 검사 결과가 좋지 않아서
식생활을 점검해 본다

"카가와 씨의 장내에는 유산균이 없습니다."

종합검사 결과를 전달하는 의사의 말에 충격을 받은 카가와 씨. 추가 검사결과에서는 장내에 염증도 있다는 것을 알게 되었습니다. 카가와 씨는 이번 일을 계기로 자신의 생활을 돌아보게 되었습니다.

바쁜 아침엔 화장실 가는 시간조차도 부족합니다. 변비 증세가 있고, 긴장을 하면 설사 조짐이 보입니다. 배 속에 가스도 쉽게 차고 냄새도 역겹습니다. 그러고 보니 자신이 무엇을 먹고 있는지 신경을 쓴 적도 없습니다.

아침을 먹지 않을 때도 자주 있지만 기본적으로는

아침에 빵과 커피를 먹습니다.

점심에는 바빠서 회사 근처의 편의점에서 도시락과 컵라면, 빵을 주로 먹습니다. 요구르트 혹은 야채 주스로 영양을 보충하는 정도이며 일하는 틈틈이 커피를 마시고, 최근에는 편의점에서 좋아하는 초콜릿을 먹을 때도 있습니다.

교외에 살고 있기 때문에 집에 돌아오는 시각은 늘 밤 10시를 넘어서였습니다.
발포주(맥주와 맛은 거의 비슷하지만 맥아 비율이 낮아서 저렴한 가성비 맥주)와 함께 아내가 준비한 음식을 먹고 잠자리에 듭니다.

가끔씩은 동료와 술자리를 가지고 늦게까지 마시는 일도 있습니다. 이러한 식생활 습관을 들은 의사는 말했습니다. "카가와 씨, 식사의 질이 너무 좋지 않군요."

■ 부신피로의 제1요인은 장내 염증이다

업무 스트레스 등이 있으면 위장의 소화력이 떨어지게 됩니다. 또한 과도한 당분, 지나친 육식, 알콜의 과잉 섭취 등이 더해져 장내 환경을 악화시킵니다.

경험 많은 직장인뿐만 아니라 신입사원들도 입사 몇 개월 만에 부신피로를 겪는 경우는 자주 있습니다.

신입 사원이 부신피로를 겪는 이유는 입사 스트레스 때문만이 아닙니다.

장의 건강상태가 나쁘기 때문에 걸리는 것입니다.

부신피로를 통해 사원의 장내 건강 상태를 짐작해 볼 수 있습니다. 이런 사람은 학창시절부터 식생활 습관이 나빴을 확률이 높습니다.

더욱이 사회인이 되면서 업무의 바쁨과 함께 빵이나 면류 중심의 식생활을 하기 쉽습니다.

혹은 '고기를 먹으면 건강하게 될 것'이라 생각하고 육류 중심의 식생활을 하게 되면 장내환경이 더욱더 악화될 가능성이 있습니다.

이런 부신피로 환자들의 변을 검사하면 대체적으로 장내 염증이 발생해 있음을 알 수 있습니다. 정밀 검사를 하면 '리키갓트 신드롬(leaky gut syndrome), 일명 장누수 증후군'이 합병증으로 발병해 있는 경우도 있습니다.

■ 장벽의 세포에 미세 구멍이 생긴
「장누수 증후군(leaky gut syndrome)」

장누수 증후군(leaky gut)은 **'장내 벽에 보이지 않는 미세한 구멍이 나 있는 상태'**를 의미합니다.

먼저, 먹은 음식은 식도에서 위를 통과하여 십이지장, 소장, 대장을 통과하면서 마지막에는 항문으로 배출됩니다. 음식의 영양소는 주로 위와 십이지장, 소장에서 소화 효소를 따라 분해되고, 대장에서 장내세균에 의해 분해됩니다.

분해된 영양소는, 소장과 대장의 벽으로 흡수됩니다. 이때에 소장과 대장의 벽에는 '흡수해야만 하는 필요한 영양소'와 '불필요한 물질, 혹은 흡수해서는 안 되는 성분, 독소 등등'을 장벽에 있는 상피세포와 면역분자 등이 선별하여 분리합니다.

'흡수해야만 하는 몸에 필요한 영양소'는 아주 작은

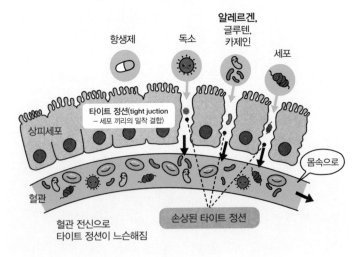

[LEAKY GUT 증후군(장누수 증후군)]

늘 피곤한 나! 무엇이 문제일까?

분자로 분해되어 장벽에서 적극적으로 체내에 흡수됩니다.

그리고 '흡수해선 안 되는' 큰 분자 상태인 단백질 등의 미소화 물질과 유해 물질, 병원균 등은 체내에 흡수되지 않도록 배제(shutout)합니다. 이것은 장벽의 세포들끼리 밀착결합(tight juction)을 하고 있는 덕분입니다.

그러나 **장 누수가 되면 장벽 세포의 밀착결합이 풀어지면서, 미세 구멍이 생기는 상황이 발생합니다. 그러면 흡수하지 말아야 할 것까지 장벽으로 들어와 혈액을 통하여 체내를 돌아다니게 됩니다.**

이것은 '장이 샌다'고 하는 현상입니다.

이물질이 들어온 장벽에는 염증 반응이 일어나고, 면역도 과민한 상태가 됩니다.

그렇기에 장 누수가 되면, **부신피로와 아토피성 피부염, 화분증** 등의 알레르기 증상이 발생하게 됩니다.

스트레스와 나쁜 식생활습관이 계속되면 장내 환경은 악화됩니다. 연이어 염증이 생기면, 그것을 억제하기 위해 부신은 코르티솔을 필요 이상으로 생성하게 됩니다.

그러나 코르티솔을 많이 분비한다고 하더라도 식생활이 나쁜 상태라면 장내의 염증은 개선되지 않은 채 더욱 악화되며 결국 장 누수를 일으키게 됩니다.

부신은 추가적으로 염증에 대처해야만 하기에 코르티솔을 24시간 지속적으로 분비를 계속하게 됩니다. 이러한 상황이 수년간 지속되는 것이 대부분입니다.

그러는 사이 부신은 계속하여 혹사하게 되고, 그것에 더하여 스트레스가 가중되면 결국 부신은 극단적으로 피로해져 코르티솔을 분비할 수 없게 됩니다.

장 누수처럼 미세한 레벨의 장내 염증은 **일반적인 검사로는 발견할 수 없습니다.**

그렇기에 증상을 간과하는 경우가 생깁니다.

이렇게 증상을 간과할 경우 대부분 부신피로가 극도로 악화되는 상태에 도달하게 됩니다.

자칫하면 적절한 치료를 받지 못하고 증상은 더욱 심해지게 되면서 '우울증' '적응장애' 등으로 오진되어 잘못된 치료를 받게 되는 경우도 있습니다.

스트레스와 식습관의 편중 외에 장 누수의 주된 원인으로는 다음의 3가지가 있습니다.

- 장내 세균총(선옥균, 악옥균, 눈치균)의 균형이 무너짐
- 칸디다균의 증식
- 밀가루에 함유되어 있는 '글루텐'과 우유에 포함되어 있는 '카제인'

원인1. 「선옥균」 「악옥균」 「눈치균」의 균형이 무너짐

장 누수가 발생하는 제1의 요인은 장내 세균총 균형의 흐트러짐입니다.

장의 관 속에는 다양한 균들이 모여서 복잡한 미생물

생태계를 구축하고 있습니다.

이 미생물군을 장내 세균총, 또 다른 이름으로는 '장내 플로라'라고 합니다.

플로라는 영어로, 특정 지역의 식물군집을 의미합니다. 또한 이것은 로마 신화의 꽃과 봄의 여신을 가리키는 말이기도 합니다.

최근 의학자들의 연구를 통해 장내 관 속에는 장내 세균이 40조 정도 서식한다는 것을 알게 되었습니다.^(수백조라는 설도 있습니다) 총 중량은 1~2킬로그램 정도입니다.

장내세균은 '선옥균' '악옥균' '눈치균'의 3종류로 나누어집니다.

'선옥균'은 소화 흡수를 도와주고 감염을 예방해 주는 균입니다. 대표적인 것으로 비피더스균, 유산균, 낙산균이 있습니다.

'악옥균'은 장내 부패에 관여하고 독소 및 발암성 물질을 증가시킵니다. 대표적인 것은 포도구균, 병원성 대장균입니다.

늘 피곤한 내! 무엇이 문제일까?

‘눈치균’은 상황에 따라 선옥균이나 악옥균으로 변하는 것으로 알려져 있습니다만, 실제로는 무엇을 하고 있는지 잘 알 수 없는 균입니다. 대표적인 것은 무독주의 대장균과 연쇄 구균입니다.

이 3가지 종류 균의 이상적인 밸런스는 일반적으로 ‘선옥균2 : 악옥균1 : 눈치균7’이라고 알려져 있습니다.

그러나 선옥균과 악옥균의 구별은 솔직히 어렵고, 이 비율에 큰 의미가 있는지는 잘 모르겠습니다. 그러므로 무슨 균이 많은가보다 중요한 것은 **‘장내 세균의 다양성’**입니다.

균이 다양하면 다양할수록 장내 환경은 좋은 상태라 말할 수 있습니다.

물론 일반적으로 악옥균만 너무 증식하는 것도 문제입니다.

장내에는 늘 선옥균과 악옥균이 자신의 생존 영역을 지키기 위해 싸움을 하고 있습니다. 가능한 한 선옥균이 살기에 적합한 환경을 만드는 것이 중요합니다.

악옥균이 증식하는 데는 몇 가지 이유가 있습니다.

첫 번째, 스트레스

스트레스에 걸리면 자율신경중 교감신경에 긴장이 발생합니다. 이 **교감신경이 긴장을 감지하면 악옥균이 증식합니다.**

두 번째, 식품 첨가물

식품 첨가물에는 아스파탐 인공 감미료, 인공 보존료, 유화제, 연화제 등이 있습니다. 이러한 인공적인 식품첨가물은 일시적으로 혹은 영속적으로 장내 세균총 밸런스를 무너뜨린다는 것이 연구에 의해 밝혀져 있습니다.

이러한 첨가물은 **살균작용**을 할 뿐 아니라 **장에 염증을 일으킬 수 있는 가능성**도 지적되고 있습니다.

세 번째, 차가운 음료

차가운 음료는 장을 차게 합니다. **장이 차가워지면 장내 연동 운동이 떨어지면서** 자율신경이 교감신경으로 기울게

늘 피곤한 내! 무엇이 문제일까?

됩니다. 그렇게 되면 장내 세균총의 밸런스가 악옥균으로 기울게 되고 결국 장 누수를 일으키기 쉬운 환경이 됩니다.

넷째, 항생제

기관지염과 부비동염, 중이염 증상의 환자에게는 의사들이 1개월분 정도의 항생제를 처방하기도 합니다만, 항생제는 좋은 박테리아를 죽여 버리는 대단히 나쁜 영향을 미칩니다.

아플 때 항생제를 복용하는 것은 어쩔 수 없지만 계속해서 필요 이상으로 지속적으로 복용하는 것은 건강에 좋지 않습니다.

원인2. 칸디다균의 증식

장 누수가 되는 제2의 요인은 칸디다균입니다.

칸디다균은 늘 있는 진균의 일종으로, 원래 장 속에서 생존하고 있습니다. 이런 칸디다균이 장내에서 무엇을 하고 있는가는 아직 분명하게 밝혀지지 않았습니다만 무엇인가 역할이 있어서 존재하고 있는 것만큼은 확실합니다.

칸디다균이 너무 증식해 버리거나 병원성을 가지면 장내 트러블의 원인이 됩니다.

증식한 칸디다균이 활발하게 활동하면 장내 세포조직을 녹여서 구멍을 만들고 세균 수를 늘려 자리를 잡습니다. 그리고 더욱더 증식하면 장내 벽을 황폐하게 만들기 시작하여 장 누수를 야기시킵니다.

칸디다균이 늘어나는 원인은 **달달한 음식**(당질), 스트레스, 그리고 중금속인 수은으로 알려져 있습니다. 또 철분 등도 칸디다균의 영양분으로 알려져 있습니다.

항생제도 장내의 칸디다균을 증식시켜 장 누수가 되는 계기를 만듭니다.

항생제는 현대생활을 하기 위해서는 어쩔 수 없이 복용해야 하는 것입니다. 다시 말해서 칸디다균으로 인한 장 누수는 현대병이라고 말할 수 있지요.

그러므로 무가당(설탕 미첨가)을 할 수 있는 범위 내에서 신경 써서 선택하는 것이 좋습니다.

칸디다균 증식 이면에는 헬리코박터균(pylori균)의 존재가 관련되어 있습니다.

헬리코박터균은 위 점막에 생존하고 있는 균으로, 이 균에 감염된 일본인은 대단히 많습니다.

헬리코박터균에 감염되면 점차적으로 위점막의 수축이 일어나고 위산과 소화효소의 분비가 저하됩니다.

특히, 위산 분비가 부족하게 되면 문제가 발생합니다. 위산은 음식물을 소화시키는 기능 외에도 음식물과 함께 들어오는 세균류를 살균하는 기능도 있습니다.

그러나 위산의 분비가 저하되면 살균을 할 수 없어 불필요한 세균류가 장내로 흘러 들어가게 됩니다. 또 장내의 산성과 알카리의 균형이 무너지게 되어 악옥균이 증식하기 쉬운 환경을 만들어 냅니다.

이렇게 헬리코박터균에 의해 위산과 소화효소의 분비가 저하되면 칸디다균이 증식하여 장 누수의 원인이 됩니다.

그러므로 헬리코박터균의 제거는 장내 환경 개선에 있어서 중요합니다. 하지만 그 치료법에 주의를 할 필요가 있습니다.

현재 헬리코박터균의 치료는 항생제를 사용하는 제균 요법이 주류를 이루고 있는데, 이런 방법은 우리 몸에 이로운 선옥균도 함께 사멸시켜 버립니다.

항생제를 일주일 복용하는 것만으로도 장내세균의 밸런스는 아주 크게 붕괴됩니다.

원인3. 글루텐과 카제인

글루텐은 밀가루 등에 포함되어 있는데, 밀가루로 만들어진 빵과 우동, 라면, 파스타, 피자, 그리고 쿠키와 비스켓, 케이크 등이 대표적으로 열거됩니다.

엄밀하게 말하면 덴뿌라, 튀김의 표피, 만두와 슈마이(중식) 표피 등에도 글루텐이 포함되어 있습니다.

그럼, 글루텐은 왜 장에 나쁜 것일까.

그것은 글루텐에 포함되어 있는 글리아딘(Gliadin)이라는 단백질 속에 세포장해성(세포에 장애 요소를 발생시키는) 분자구조가 있기 때문입니다. 이것은 조누린이라는 단백질을 유발시키는 구조와 면역반응(과민 반응)을 일으키는 구조를 가지고 있습니다.

　간단하게 설명하면 글리아딘이 세포를 자극하여 조누린을 유발시켜 소장 벽의 밀착결합(tight juction)을 풀어지게 함으로써 장 누수 현상을 유발시킵니다.

　또 밀착결합이 풀어지면 독소가 장의 관에서 몸속으로 흘러나와 알레르기 등의 면역 반응이 일어나게 됩니다.

　카제인은 유제품에 함유되어 있는데, 우유를 비롯하여 치즈, 요구르트, 버터, 생크림 등을 열거해볼 수 있습니다. 유제품을 사용한 카페오레, 카페라떼 등의 음료수와 아이스크림, 푸딩 등에도 함유되어 있습니다.

　카제인도 면역반응(과민 반응)을 일으키기도 합니다. 상세한 것은 알 수 없지만, 장내에 염증을 일으키는 것 같습니다. 사실 우유를 마시는 것 자체를 그다지 추천하고 싶지 않습니다.

　우유에 포함되어 있는 유당이 체내에 흡수 분해되어

포도당이 만들어지고, 이 포도당이 칸디다균을 증식시키고 악성화시킬 가능성이 있기 때문입니다.

추가로 밀가루와 우유의 생산과정에 사용된 잔류 약제 (농약과 항생제, 호르몬 등) 문제도 지적되기 시작하면서, 이들도 장누수의 요인이 될 가능성이 높습니다.

글루텐도 카제인도 자제하는 것이 제일 좋습니다.

아유르베다의 관점에서는, 낮 시간대에 소화력이 가장 강해진다고 하므로 글루텐과 카제인이 함유되어 있는 음식을 먹고 싶을 때는 가능하다면 낮 시간대에 섭취하는 것이 가장 좋습니다. 또 섭취 전에 소화효소가 들어있는 영양제를 복용하는 것도 한 가지 방법입니다.

■ 장내 환경의 악화가 체내에 미치는 부정적인 영향

장내 환경이 악화되면 '삼중고의 영향'이 있습니다.

먼저 부신피로의 최고의 적인 '염증'이 발생합니다. 그리고 염증이 발생하면 코르티솔이 다량으로 방출 소비되어 부신이 지속적으로 혹사를 당하게 됩니다.

또한 코르티솔만이 아니라 항염증, 항산화에 필요한 영양소도 다량으로 소비를 하게 됩니다. 그 결과 다음과 같은 유감스런 결과가 나타나게 됩니다.

첫째, 대변 배설 활동이 나빠진다

장내 환경이 악화된 기준으로 가장 눈에 띄는 증상이 바로 '배설활동'입니다.

변비 및 설사는 모두 장내 환경이 좋지 않은 상태에서 나타나는 현상입니다. 대변 및 가스의 악취가 심한 상태 역시 좋지 않습니다.

또 변비와 설사의 증상이 없고, 냄새가 걱정할 수준이 아니라 하더라도 장내 환경이 좋다고는 분명하게 얘기하기 어려우므로 주의가 필요합니다.

둘째, 면역력이 떨어진다

장 누수 등이 발생하면 처음에는 면역이 과민하게 반응하고 장내에서 면역의 싸움이 발생합니다. 면역 싸움의 초기부터 중기에 걸쳐서는 장의 면역기구인 IgA항체 등이 현저하게 상승합니다. 그래서 면역세포 및 면역항체가 혈액 속을 순환하기 시작하면서 장 이외의 장소에서도 면역반응을 일으키기 시작합니다.

이것이 아토피와 알레르기 등의 면역반응으로 이어지게 됩니다. 더구나 장기화되면 면역이 피로에 지치고 IgA항체는 떨어집니다. 그렇게 되면 장내에서는 충분한 면역반응이 불가능해지고, 이물질 배제가 어려워지게 됩니다.

간단히 설명하면, 장내 면역이 떨어지면서 일방적으로 이물질이 점점 더 장 속으로 들어오기 때문에, 전신의 알레르기 반응은 치유되지 않고 점점 더 심해집니다.

셋째, 뇌 기능이 저하된다

뇌와 혈액 사이에는 혈액 뇌관문(blood brain barrier: B.B.B)이라

늘 피곤한 나! 무엇이 문제일까?

불리는 장벽(barrier)이 있습니다. 이것은 뇌 속으로 이물질 등이 간단히 통과되지 못하도록 하기 위한 기구입니다.

지금까지 혈액 뇌관문은 엄격하게 이물질의 출입을 컨트롤하고 있다고 알려져 있지만

장 누수를 앓고 있는 사람은 꼭 그렇지만도 않다는 사실을 알게 되었습니다.

혈액뇌관문은 장내 세포 사이의 밀착결합(tight juction)과 거의 같은 구조를 가지고 있습니다. 장 누수처럼 조누린 단백질의 생성이 항진되고 있는 상태로는 혈액 뇌관문의 밀착결합(tight juction)이 느슨하게 풀리면서 면역 항체와 염증성 물질이 뇌 속으로 들어옵니다.

이것을 뇌 누수 현상(leaky brain)이라 합니다. 그 결과 중추신경계에 염증이 일어나고 뇌 기능 저하가 발생합니다.

이는 우울증과 정신 불안성, 알츠하이머 병 등의 위험성과 관련되어 있습니다.

넷째, 신경전달 물질과 영양소의 상생을 저해합니다

장내에는 많은 장내 세균들이 **신경전달 물질을 생산**하고 있습니다. 신경전달 물질은 **뇌 및 정신, 자율신경, 세포의 대사에 지대한 영향을 미치고** 있기 때문에 대단히 중요합니다.

가령, '세로토닌'은 기분을 제어하는 작용을 합니다. 이것은 뇌와 장내에서 만들어지지만 전체 양의 95%는 장내에서 생성됩니다.

즉 장내환경에 의존하고 있기 때문에 장내 세균의 균형이 붕괴되거나 장내에 염증이 발생하게 되면, 일순간 세로토닌의 생산량이 감소하게 되어 정신(mental)적으로 문제가 발생하게 됩니다. 그 밖에도 장내에서는 GABA와 비타민류, 단쇄 지방산, 지방산 대사물질 등을 생산하고 있습니다.

이런 영양소와 신경전달 물질이 감소하면 미주신경을 도와주는 뇌와 정신 쪽에도 미치는 영향이 약화되고, 기분이 우울해져 모든 일에 의욕이 없어지는 등 몸의 부조화 현상이 나타나게 됩니다.

장내 환경을 양호하게 유지하려면 '전통적인 방식'으로 식사를 하는 것이 제일 적합합니다. 전통적인 식단에 빠질 수 없는 것이 바로 다음의 식품입니다.

− 전래의 발효 식품: 절인 음식, 된장국, 낫또, 감주, 가쓰오부시
− 수용성 식이섬유가 많이 함유된 식품: 해초, 과일, 야채, 곤약
− 등푸른 생선: 전갱이, 꽁치, 멸치 등등
− 소화효소를 포함하고 있는 식품: 무, 파인애플 등등
− 위산과 소화 효소를 자극하는 식품: 레몬, 무, 시소, 깻잎
− 백탕(뜨거운 물)

그러나 아무리 좋은 식재료로 치료를 하더라도 일부 사람들에게는 맞지 않는 경우도 있으므로 주의가 필요합니다.

일본 전래의 발효식품

일본인의 장에는 역시 일본 전래의 균과의 상생이 좋다

고 말할 수 있습니다. 쯔케모노(절인 음식)와 된장국, 낫또 등을 추천합니다. 특히 집에서 만든 강된장은 유산균과 누룩균이 굉장히 많아서 장내 환경의 개선에 상승효과를 가져옵니다. 그러나 시중에서 판매되는 쯔케모노(절인 음식)는 첨가물이 들어 있기도 하고 균이 부족하기도 합니다. 저의 클리닉에서는 비피더스균 등의 영양제를 처방하고 있습니다. (발효식품이 일부의 사람들에게는 맞지 않는 경우도 있습니다)

수용성 식이섬유가 많이 포함되어 있는 식품

장내 세균만으로는 장내 환경을 좋게 할 수 없습니다. 식이섬유라는 장내 세균의 먹이가 필요합니다. 특히 수용성 식이섬유를 확실하게 섭취할 것을 권유합니다.

> **[수용성 식이섬유를 많이 포함하고 있는 식품]**
>
> – 미역, 곤부(다시마) 등의 해초류
> – 사과 및 딸기 등의 과일류

- 양배추, 오쿠라, 무 등의 야채류
- 곤약 등등

또 수용성뿐만 아니라 불용성 식이섬유도 장내 세균의 먹이가 되고 유해물질을 제거해 주는 역할을 기대할 수 있으므로 우엉 및 곡류, 콩류 등도 적극적으로 섭취합시다.

식이섬유 전체의 섭취가 중요합니다.

청어

청어에는 EPA와 DHA가 풍부하게 함유되어 있습니다. **EPA 및 DHA를 충분하게 섭취하면 장내세균이 항염증 물질을 만들어 내기에 장 누수에도 효과가 있습니다.**

쟈코(치어를 소금 쳐서 찐 후 완전히 건조한 것)와 시라수(치어를 소금 쳐서 찐 후 살짝 말린 것)라면 내장도 먹을 수 있으므로 여러 종류의 미네랄류와 비타민류, 특히 비타민 A와 D도 함께 섭취하는 것이 가능합니다. (멸치류와 비슷)

소화효소를 포함한 식품, 위산과 소화효소를 자극하는 식품

소화 흡수를 원활하게 되도록 하는 것이 장 건강에 도움이 됩니다. 그러기 위해서는 위산과 소화효소가 잘 분비될 수 있도록 하는 것이 중요합니다.

건조한 매실과 레몬 등 신맛이 있는 것, 시소(차조기) 및 시소 잎(깻잎과 비슷하게 생긴 잎) 등 향이 강한 야채는 위산과 소화효소를 자극하는 식품입니다.

식사 중에 레몬 물을 마신다든지 건조 매실을 밥 속에 넣어 짓는 것도 좋습니다.

고기를 먹을 때는 **시오코오지 조미료**(소금, 쌀 누룩과 쌀로 발효시킨 조미료)**나 파인애플 등으로 육류를 부드럽게 한다든지, 시소잎**(깻잎 비슷한 향이 강한 잎), **다이콘오로시**(무를 갈아서 만든 식품—주로 생선구이와 같이 나옴)**와 같이 먹으면** 소화를 돕는 데 아주 좋습니다.

백탕(白湯)

백탕은 위장을 따뜻하게 하는 데 효과가 있습니다. 소화 흡수 능력은 위장을 따뜻하게 하면 올라가고 차갑게

늘 피곤한 나! 무엇이 문제일까?

하면 내려갑니다. 아유르베다에서 백탕(따뜻한 물-사유)은 소화력을 상승시키고 디톡스(detox: 해독)를 촉진하는 효과가 있다고 합니다.

실제로 사유를 섭취하는 것으로 위의 연동운동이 높아지는 것이 확인되었습니다.

더운 날도, 추운 날도 사유를 마실 것을 권장합니다.

■ 장을 회복시키는 생활 습관의 제안

저녁을 가볍게 한다, 혹은 먹지 않는다

수면과 소화의 에너지의 흐름으로 생각해보면 아침, 점심, 저녁 식사량의 이상적인 밸런스가 있습니다. 먼저 아침의 식사량은 보통으로, 점심은 확실하게, 그리고 저녁은 가볍게(혹은 먹지 않는다) 하는 것이 좋습니다.

장의 건강을 생각한다면 **밤 8시**(가능하다면 저녁 6시 이후가 이상적이다)**부터 아침 6시까지는 아무것도 먹지 않고** 장에게 휴식을 주어 세포 회복의 시간을 만들어 주는 것이 중요합니다.

밤늦은 시간의 식사는 하지 않는 편이 좋지만 업무상 그렇게 할 수 없다면, 저녁은 가볍게 현미나 주먹밥 등을 먹고 늦은 밤 식사량은 줄여 나갈 방법이 필요합니다.

단지 밤늦게까지 일하는 것은, 장과 부신 모두에게 좋지 않으므로 일하는 방법을 다시 검토해 보았으면 하는 것이 의사인 저의 마음입니다.

차가운 음식 먹는 것을 피하자

특히 남성들 중에는 연중 내내 차가운 음료를 좋아하는 사람이 많습니다만 가능한 한 마실 음료, 먹는 음식은 **계절에 상관없이 따뜻한 것이 좋습니다.**

소화흡수와 자율신경을 위해서 자제하는 것이 좋습니다. '여름에 뜨거운 음료를 마시면 열중증(열사병)에 걸리지 않을까?' 하는 걱정은 하지 않아도 됩니다.

실제로는 반대로 늘 차가운 음료를 마시는 편이 열중증
(熱中症- 체내수분과 염분의 균형이 깨져 체온조절을 제대로 할 수 없게 되어 열이 체내에

^{쌓이는 증상)}에 걸리기 더 쉽습니다. 땀은 상승한 체온을 낮추는 역할을 합니다.

그러나 여름에 찬 음료를 마시게 되면, 몸 밖은 더운데도 불구하고 내측은 차가워져 자율신경이 '몸을 차갑게 해서는 안 된다'고 판단하고 체온을 내리기 위해 존재하는 땀이 나지 않도록 합니다. 땀을 내지 못하는 것은 열중증이 되는 큰 요인이 됩니다.

몸을 따뜻하게 한다

몸을 따뜻하게 하면 장의 움직임도 좋아집니다. 최근에 여성은 물론, 몸이 차가워진 남성들도 적지 않습니다. 복대 착용 및 매일 욕탕에 들어가 몸이 따뜻해지도록 합시다.

가벼운 운동도 체온을 유지하는 데 도움이 됩니다.

글루타민과 허브 등을 섭취합니다

건강한 장을 위해서는 칸디다균을 제거할 필요가 있습

니다. 그렇게 하기 위해서는 부작용이 적은 비흡수성의 항진균제, 항균 허브, 소화 효소 등을 이용합시다.

마늘과 오레가노 등의 허브, 코코넛 오일을 요리에 사용하면 칸디다균의 억제에 도움이 됩니다. 영양요법에서는 칸디다균 치료에 아미노산인 글루타민 영양제를 처방합니다. 칸디다균에 의해 생긴 장벽의 미세 구멍을 글루타민으로 회복할 수 있습니다.

또 글루타민은 염증과 장 누수 개선에 사용되며, 장 세포의 에너지원으로 되는 것 외에도 IgA항체라는 위 점막 면역의 최전선에 있는 단백질을 만들어 냅니다.

하지만, 맛의 성분 **'글루타민산'과 조미료로서의 '글루타민산 나트륨'은 영양요법에서 사용하고 있는 글루타민과는 별개의 것입니다.**

제대로 씹는다

현대적인 식생활을 지속하는 한 농약과 첨가물의 문제

에서 자유로울 수 없습니다.

모든 요리의 재료가 자연 재배와 오가닉 소재로 되어 있다면 문제가 없지만, 현실적으로 불가능합니다. 그래서 대체안으로 '잘 씹는 것'을 추천합니다.

확실하게 씹으면 수액이 많이 나옵니다. 수액에는 농약 등 화학물질을 포위하여 배출하는 기능이 있으므로 기대해 볼 수 있습니다.

식이섬유와 합쳐지면 입으로 흡수된 화학물질의 흡수량이 감소될 수 있습니다.

잘 씹고 있는 동안 소화력도 상승하는 일석이조의 효과도 가질 수 있습니다.

유의점을 100% 지킬 필요는 없습니다

'이것은 안 된다' '저것도 안 된다' 하더라도 마음먹은 일을 완벽하게 지속시키기란 거의 불가능합니다. 모처럼 건강을 위한 일을 해보려고 하다가도 완벽하게 하려는 것이 스트레스가 되면 오히려 장내환경을 악화시킬 가능성이 있습니다.

저는 환자분들에게 늘 다음의 얘기를 전달하고 있습니다.

"먹어서 좋은 것, 피해야 할 것을 100% 지킬 필요는 없습니다. **60~70% 정도 지킬 예정으로 실천해 주세요.**"

"먼저, 이런 **의식만이라도 가져주세요.**"

"참기 어려울 정도로 좋아하는 것을 먹고 싶을 때에는 **언제나 늘 노력하고 있다는 사실에 대한 보상심리**로서 먹으면 좋겠습니다."

■ 「장누수 증후군(Leaky Gut Syndrome) 따윈 존재하지 않는다」라고 말하는 의사도 있다

실제로 장누수 증후군에 대하여 모르는 의사가 적지 않습니다.

장 누수에 관한 지식이 없다 하더라도 '장 누수 따윈 존재

하지 않는다!' '그런 것은 허구다'라고 말하는 의사도 있습니다.

그것은 아직도 장 누수에 대한 인지도가 낮다는 증거이기도 합니다. 이렇게 말하는 저도 사실 장 누수에 관해 처음 들었을 때는 '무엇이지? 아직도 이상한 것을 말하는 사람들이 있구나' 라며 부정적으로 생각하였습니다.

2004년도의 일입니다.

그러나 공부를 조금 더 하니 곧 납득이 되었습니다. 당시 제가 연구 대상으로 삼고 있던 'BT(Bactterial translocation)'라는 병의 특성과 비슷했기 때문입니다.

BT는 위중한 환자가 입원하여 늘 누워있는 상태, 높은 스트레스 상태, 단식 상태가 되었을 때 일어납니다. 이것은 위 점막에 높은 단계의 위축이 일어나, 장내 세균과 칸디다균, 염증성 물질이 장에서 혈액으로 흘러나가 생명이 위험한 상태의 병입니다.

저의 부친도 BT로 인하여 사망하였습니다. BT와 장 누수 현상은 완전히 똑같은 것이라 말할 수 없지만, 장 누수는 가벼운 단계의 BT라고 생각해도 좋을 것 같습니다.

아직도 장 누수 현상의 존재를 인정하지 않는 의사들도 많을 것입니다. 장 누수라는 명칭 대신 'BT'라는 명칭을 대면 그제야 납득된다는 표정을 짓는 분들도 많을 것입니다.

하지만 장 누수 현상은 실제로 존재합니다. 의학계에서 주목해야 할 현상입니다.

인체의 사령탑
「뇌」 기능을
정상화한다

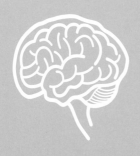

카가와 씨,
행복 호르몬(세로토닌)의 부족으로
초조해하다

프로젝트 매니저인 카가와 씨는 그날그날 해야 할 일을 자세히 기록하며 자기 스케줄 관리를 행하고 있다. 그렇게 하지 않으면 자신의 업무와 팀 상담, 회의, 회합과 일정에 쫓겨 모든 업무 처리를 해낼 수 없게 된다.

게다가 그는 자신이 존경하는 경영자가 쓴 비즈니스 책을 읽고, 그날의 행동과 달성 정도를 꼼꼼하게 수첩에 메모하는 습관을 가지고 있다.

최근에는 회사의 업무 규칙이 개정되어 잔업이 거의 불가능하게 되었지만, 업무량은 줄지 않았고 반대로 일과 중에는 무척 바쁘다.

업무의 질도 많이 떨어져, 고객으로부터 클레임이 걸려올 때도 있다. 그 때문인지 요즘에는 늘 좌절감을 느끼기도 하고, 팀 동료들로부터 소외감을 느낄 때도 있다. 휴일에도 하던 일이 걱정되어 충분한 휴식을 취하고 있다고 말하기 어렵다.

예전에는 가족에게 사소한 것으로 화를 낸 적이 없었는데, 요즘은 그렇지 않다.

사소한 일에도 곧잘 화를 내곤 한다.

카가와 씨의 말을 듣고 의사는 말했다. "세로토닌이 부족하기 때문입니다."

세로토닌, 그것은 행복 호르몬을 의미한다.

■ 인체를 일정한 상태로 유지시키는 「항상성(homeostasis─호메오스타시스)」

부신피로의 두 번째 포인트는 '뇌'입니다.

에너지의 원천, **코르티솔이 부신에서 분비되기 위해서는 뇌에서 '코르티솔을 충분히 분비하세요'라는 명령**이 내려지는 것이 필요합니다. 그러므로 먼저, 인체의 기본적인 기능부터 설명하고 싶습니다.

인체는 **기온과 습도 등 외부 요인과 관계없이 신경계, 내분비계, 면역계, 그 외의 많은 메커니즘이 작동하여 인체 내부 환경을 일정 상태로 유지하려고 합니다.**

이 기능을 **호메오스타시스**, 생체 항상성 유지 기능이라고 합니다.

뇌와 부신, 그 외의 장기, 기관 등의 활동도 모두 호메오스타시스의 일부입니다.

스트레스는 호메오스타시스에 영향을 끼칩니다. 적당한

스트레스는 호메오스타시스를 단련시키고 인체에 좋은
방향으로 작용합니다.

그러나 만성적이고 과도한 스트레스는 자율신경(특히 교감
신경계), 내분비계, 면역계에 영향을 주고 호메오스타시스의
균형을 무너뜨립니다.

상황에 따라 각각의 기능이 과도하게 작동한 경우에는
기능이 저하되는 경우도 있습니다.

■ 신체 내장 활동의 조정 역할을 하는 자율신경

자율신경은 내장의 활동성을 조절 및 조정하는 신경입
니다.

**몸을 긴장시켜 전투 상태로 만드는 '교감 신경'과 몸의 긴장
을 풀어주어 휴식모드로 만드는 '부교감 신경', 이 두 가지의
신경이 상황과 시간에 맞추어 균형성을 가지면서 호메오스타
시스를 유지합니다.**

교감 신경과 부교감 신경의 중추 부분은, 뇌 속의 시상

하부로부터 지시를 받아 활동하고 있습니다.

 자율 신경이 스트레스를 계속 받게 되면 교감 신경은
긴장을 지속하게 되어 부신은 코르티솔을 계속 방출하게
됩니다. 그 결과, 부신피로가 됩니다.
 인체는 이처럼 아주 사소한 것으로도 교감 신경 우위로
기울게 됩니다.

■ 자율 신경의 밸런스를 조절하는 「세로토닌(행복 호르몬)」

 행복 호르몬으로 알려져 있는 '세로토닌'은 '노르아드레
날린(신경을 흥분)', '도파민(쾌감을 증폭)'과 함께 신경전달 물질로
서 거론되는 3대 물질 중의 하나입니다.
 세로토닌은 **정서의 안정과 행복을 느끼기 위하여 필요**합
니다. 또 탄수화물에 대한 갈망과 통증, 수면 유발을 제
어하는 기능에도 관여하고 있습니다.
 세로토닌이 부족하면 다음과 같은 증상이 나타납니다.

늘 피곤한 나! 무엇이 문제일까?

- 우울증, 불안증
- 기분이 침울해짐, 쾌락을 못 느낌
- 분노, 좌절감
- 탄수화물이 무작정 먹고 싶어짐
- 불면증
- 자존심의 저하

뇌 속에서 만들어지는 세로토닌은 5% 정도입니다. 세로토닌 전체량의 95%는 장내에서 생성됩니다. 오직 뇌 속에서 만들어진 세로토닌이 혈액 속으로 나가기 위한 출구는 존재하지만, 장내에서 만들어진 세로토닌이 뇌 속으로 직접 들어가는 입구는 아직까지 발견되지 않았습니다.

뇌에는 혈액 뇌관문이 있기 때문에 장에서 나오는 세로토닌이 이곳을 통과하는 것은 불가능하지만, 그럼에도 불구하고 장내에서 만들어진 세로토닌은 미주 신경(부교감 신경)을 매체로 하여 뇌에 작용하는 것이 밝혀져 적절하게 생성되어야 할 필요가 있습니다.

세로토닌의 생성을 도와주는 식품은 대두제품, 곡류, 깨, 바나나 등이 있으며, 세로토닌 생성 물질인 트립토판 (tryptophan)을 풍부하게 함유하고 있습니다.

또한 장내에 유익한 단쇄 지방산은 세로토닌의 생성을 촉진시켜 줍니다. 단쇄 지방산은 최근 주목받고 있는 물질로서 장내 환경을 약산성으로 만들고, 악옥균의 증식을 방해하고 장내 염증을 억제합니다. 단쇄 지방산은 비피더스균과 락산균 등 선옥균에 의해 발효 생성되므로 장내 환경 개선이 우선적으로 중요합니다.

■ 뇌의 흥분을 진정시키는 「가바(GABA)」

가바(GABA)는 릴렉스 및 진정 상태를 촉진하는 신경전달 물질로서, 뇌 속에서는 브레이크 역할을 합니다. 스폰지와 같이 여분의 아드레날린을 흡수하고 긴장과 경직을 없애는 역할을 합니다. 또한 가바는 시상하부 영역에 집중하여 성장 호르몬 생성과 수면 사이클, 체온 조절 등의 기능도 합니다. 또한 명상을 하거나 휴식을 취하면, 뇌는 알파파 상태가 됩니다.

가바가 이 알파파를 대량으로 증가시킵니다.

가바가 부족하면 다음과 같은 증상이 나타납니다.

- 불안증세가 있으며 항상 걱정을 달고 산다
- 혼란스러움
- 가슴의 통증과 심장의 두근거림
- 탄수화물과 약물, 알콜을 원한다
- 근육이 긴장하며 릴렉스가 불가능하다
- 몹시 피로하다

가바는 뇌 속에서 글루타민산이 대사됨으로써 만들어집니다.

글루타민산은 아미노산의 일종으로서 흥분성 신경전달물질입니다. **가바**의 생성을 도와주는 식품은 전구체인 글루타민산과 글루타민산염을 풍부하게 함유하고 있습니다.

예를 들면 토마토와 치즈 등이 있지만 과잉섭취에는 주의가 필요합니다.

이렇게 말하는 것은 **가바**의 수치가 낮은 사람에게서 글루타민산의 과잉상태를 자주 볼 수 있기 때문입니다.

이것은 글루타민산에서 **가바** 쪽으로 변환이 진행되지 않기에 일어납니다. **'억제계'의 가바**와 **'흥분계'의 글루타민산**, 이 두 가지의 밸런스가 깨지면 뇌는 항상 흥분상태가 되고, 결국 **'뇌 피로 현상'**이 일어납니다. 이 상황은 장내 환경이 나쁠 경우에는 자주 일어납니다.

또한 세로토닌이 감소하는 상황에서는, 가바의 분비량도 동시에 떨어지는 경우도 있습니다. **가바**가 내려가면 스트레스에 대항하는 힘이 약해지고 릴렉스가 불가능해져, 긴장 체질이 됩니다. 그러면 코르티솔을 한층 더 분비시키게 됩니다.

그리고 작은 스트레스라도 과민하게 반응하게 되며, 코르티솔은 점점 더 방출되면서 다음으로는 부신이 피로해집니다.

과도한 코르티솔의 분비는 장 점막을 위축시키고 장 누수를 악화시키는 악순환으로 이어집니다.

스트레스가 일어나면 **시상하부**는 스트레스에 대항하기 위하여 '코르티솔을 분비하세요'라고 지시를 내립니다. 지시 경로는 **하수체**를 경유하여 **부신**에 지시를 내리는 방식입니다.

시상하부는 자율신경의 조정과 호르몬 분비의 중추 역할을 하는 '총사령탑'이며 시스템 계통은 다음과 같은 구성으로 이루어져 있습니다.

시상하부(Hypothalamus) **-하수체**(Pituitary) **-부신**(피질:Adrenal)**의 축**(axis).

이 시스템 계통은 간략하게 말해서 'HPA-axis'라고 불립니다. 부신피로 해소에는 'HPA-axis'를 정상적으로 작용할 수 있게 하는 것이 필요합니다.

[시상하부 – 하수체 – 부신의 축(HPA-axis)과 피드백 시스템]

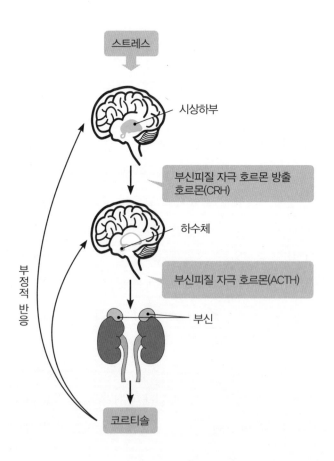

늘 피곤한 내! 무엇이 문제일까?

평상시에는 시상하부가 코르티솔의 분비 상태를 감지하고 적절하게 분비량을 조절하고 있습니다.

이것을 **피드백 시스템**(feedback system)이라고 합니다. 이 피드백 시스템은 호메오스타시스에 의한 것으로 시상하부는 자율 신경 자극을 도와주고 부신수질에 지시를 보내 아드레날린과 노르아드레날린이라는 흥분 호르몬도 분비시킵니다.

■ 스트레스가 항상성(Homeostasis)의 균형을 무너뜨린다

앞에서 서술한 것처럼, 적당한 스트레스는 호메오스타시스를 단련시키고 인체가 좋은 방향으로 작용하게 합니다. 그러나 만성적이며 과도한 스트레스는 자율신경(특히 교감신경), 내분비계, 면역계에 악영향을 주고 호메오스타시스의 밸런스를 붕괴시킵니다.

상황에 따라서 각각의 기능이 과도한 작용에도 내려가는 경우가 있습니다.

통상적으로 부신은 스트레스를 감지하면, 뇌의 명령에 기초하여 코르티솔을 방출합니다.

그리고 혈액 속 코르티솔 농도가 상승하면, 그때 뇌는 '이젠 충분해'라고 감지하여 스트레스 정도에 대응한 코르티솔이 더 많이 방출되지 않도록 조정합니다.

스트레스가 적절하여 이 피드백 시스템이 정상적으로 작용하고 있으면 통상모드 즉 호메오스타시스의 범위에서 일어나므로 다른 장기에는 큰 영향을 주지 않습니다.

그러나 이 상태가 긴급사태로 이어진다면 이야기는 달라집니다.

사람은 생존의 위기가 닥치거나 스트레스를 받을 때, 인체 내에서 아드레날린과 코르티솔을 단번에 대량으로 분비하게 됩니다.

아드레날린은 심장의 수축을 강하게 하고 박동 수를 높입니다. 코르티솔도 아드레날린과 같이 혈당치와 혈압을 상승시켜 위기에 대응할 수 있도록 준비합니다.

아드레날린과 코르티솔은 적과 싸우기 위한 모드로 인체를 준비시킵니다. 이것은 인류가 자연 속에서 생활해 왔을 때

늘 피곤한 나! 무엇이 문제일까?

부터 시작된 인체의 체계화된 반응입니다.

　적으로부터 자신을 지키기 위하여 갖추고 있는 능력입니다.

　오늘날 현대 사회에서는 외부에서 사자에 의해 생명을 공격당하는 위험은 존재하지 않습니다. 그러나 **업무와 인간관계의 트러블 등으로 적에게 습격당하는 것과 같은 정도의 스트레스**를 느끼는 상황은 항상 존재하고 있습니다.

　그때 인체는 위험에 대처하려고 아드레날린과 코르티솔을 단번에 방출하게 됩니다. 그러면 동공은 열리고 심박수는 높아지고 혈압은 상승하며 호흡기능도 올라갑니다.

　우리의 몸은 근육과 중추신경에게 산소와 혈액 에너지원의 영양을 우선적으로 공급합니다.

　그렇게 되면 위장의 소화 흡수 기능은 떨어지고 피부와 그 외의 장기 혈류는 나빠지고 방광도 늘어지며 시각 이외의 감각이 저하됩니다.

　'이제 싸우자'라고 할 때에는 소화시키고 있을 여유도,

화장실에 갈 틈도 없기 때문입니다.

이 상황을 '급성 스트레스 반응'이라고 합니다. 응급사태에 대비하기 위한 반응입니다.

그러나 이러한 상황의 빈도가 빈번해진다거나 잦아진다면 어떻게 될까요?

뇌가 만성적인 스트레스를 지속적으로 느끼게 되면 몸은 그것에 대처하려 하고 이어서 시상하부 및 하수체에서 호르몬을 분비합니다. 신체의 지시가 계속되면 부신은 극도로 피로해져 버립니다.

동공이 열린 상태로 가슴은 벌렁벌렁거리고 혈당치 및 혈압도 높아지고 근육은 지속적으로 긴장하고 손발은 차갑고 소화흡수는 떨어진 상태가 되는데, 이들은 모두 부신피로의 원인으로서 합병 증상이라고 볼 수 있습니다.

늘 피곤한 내! 무엇이 문제일까?

■ 코르티솔(cortisol)의 분비가 멈추지 않는「뇌누수 현상 (leaky brain)」

'만성염증'이 스트레스와 함께하면 최악의 경과를 만들어 갑니다. 시상하부가 개입되지 않으므로 하수체로부터 코르티솔 분비 지시가 멈추지 않게 됩니다.

만성염증이라 함은 예를 들면 장 누수와 칸디다균 감염, 만성상인두염, 치주병 등이 있습니다.

만성염증이 있으면 염증성 사이토카인(cytokine)이라 불리는 물질이 지속적으로 생성됩니다.

그리고 혈액 뇌관문(B.B.B)이 느슨해질 때, 그 물질이 뇌속으로 들어오게 됩니다.

이것을 '**뇌누수 현상**(leaky brain)'이라 부릅니다.

뇌 속으로 들어온 염증성 사이토카인은 하수체에 작용하고 시상하부의 지시와는 관련 없이 부신 호르몬을 분비하기 위한 '부신피질 자극 호르몬(ACTH)'을 분비하도록 자극합니다.

이것은 HPA-axis의 피드백 시스템으로부터 분리되어 있어 코르티솔 분비 조절이 되지 않는 상태입니다. 만성 염증이 있는 한, 하수체로 호르몬 분비 지시와 부신 자극이 계속되어, 부신피로는 중병화되고 장기화되어 갑니다.

■ 과도한 스트레스로부터 몸을 지키는 피드백 시스템 (feedback system)

한편 부신이 건강함에도 불구하고 코르티솔을 분비하지 않는 경우도 있습니다.

그것은 몸을 지키기 위해서 피드백이 강력하게 작용할 때입니다.

피드백 시스템을 강하게 작동시키는 것은 더 이상 스트레스가 일어나지 않고, 스스로의 몸을 지키기 위하여 평상시와는 달리 코르티솔의 분비량을 낮추어 활동하지 못하게 하기 때문입니다. 이렇게 생각해 보면, 인체는 실로 헌신적인 시스템을 가지고 있습니다.

부신 자체의 기능은 변함없이 지속되더라도, 뇌 속의 시상부하와 하수체에서 코르티솔 분비 지시가 없기에 코르티솔은 나오지 않게 됩니다.

　이 경우도 부신피로와 같은 만성피로 등의 증상을 느낄 수 있습니다.

　보다 전문적인 이야기를 하기 위해 이렇게 설명하겠습니다. 만성적인 스트레스가 쌓여 코르티솔의 방출이 계속되면 코르티솔에 의한 이화작용(異化作用)이 일어납니다.

　이화작용은 체내의 조직을 위축, 분해하는 작용입니다.

　이 작용에 의해 점막이 위축되고 장 누수가 추가로 진행됩니다. 또 뇌신경이 위축되며, 특히 해마신경의 위축이 일어납니다.

　추가로 면역 억제가 일어나며 감염에도 약하게 됩니다. 만성염증의 원인이 바이러스 감염인 경우, 면역 저하는 병의 상태를 한층 더 악화시킵니다.

　'장 점막과 해마의 위축'과 '면역의 과도한 저하'는 생명이 걸린 대단히 큰 위협입니다. 그러므로 인체는 코르티솔의 분비를 저하시켜, 면역력을 회복시키고 감염을 억제, 생명의 위기를 피할 수 있도록 하는 것입니다.

이 상태가 되면 다른 이유로 발생했던 부신피로와 같은, 강한 피로감을 느끼게 됩니다.

스트레스를 완화하고 HPA-axis가 정상으로 활동하기 위해서는 적절한 영양소가 도움이 됩니다. 그러므로 여기에 뇌 기능을 높일 수 있는 영양소를 소개합니다.

뇌를 지원하는 영양소1.「불포화지방산」

건강을 위해 기름 섭취를 자제하는 사람도 있지 않을까 생각되지만, 실은 뇌에 필요한 것은 **양질의 기름**입니다.

뇌는 수분을 제외하면 고형분의 7할이 '지방(지질)'입니다.

체내에서의 지방의 질을 높이면 뇌조직의 원재료가 지방인만큼 뇌기능 또한 높아집니다.

뇌 세포를 형성하는 파츠(pats)에는 '세포막'과 '신경초'라고 불리는 부분이 있습니다.

이들은 지방의 질에 크게 영향을 받고 있습니다. '신경초'는 신경섬유를 싸고 있는 피막(수초)입니다. '세포막'은 세포의 내외를 구분하는 생체막으로 지질 2중층으로 불리는 지방의 2층 구조로 이루어져 있습니다.

구성 성분은 여러 종류의 지방산으로 되어 있습니다. 특히 세포막은 세포 본래 기능의 높낮이를 결정하는 중요한 부위입니다.

최근에는 '불포화지방산'에 주목하고 있는데, 이것은 신경의 세포막을 유연하게 해주는 영양소입니다.

그럼 왜, 세포막의 유연함이 중요할까요. 그것은 세포막에 유연성과 유동성을 가지게 함으로써 세포 내(內)와 외(外)의 정보 교환 기능을 높여, 질병에 쉽게 걸리지 않도록 해주기 때문입니다. 또한 복잡한 신경세포의 형태를 만드는 것에도 중요합니다.

여기서 섭취해야 하는 불포화지방산을 소개합니다.

• 다가 불포화지방산

오메가3를 포함하는 음식 : 아마씨유. 들기름, EPA, DHA,

잉카인치유(Inca Inchi oil)

오메가6를 포함하는 음식 : 샐러드유, 참기름, 옥수수유,

포도씨유.

• 단가 불포화지방산

오메가9를 포함하는 음식 : 올리브유, 채종유, 아르간오일, 쌀유.

이 중에서 **특히 중요한 것은, 주로 등푸른 생선에 포함되어있는 EPA와 DHA입니다. 이러한 성분들은 부신피로의 큰 적인 염증을 억제하고 신경 세포의 기능을 높여 줍니다.** 그렇지만, 세포막은 불포화지방산만으로 만들어져 있는 것은 아닙니다.

포화지방산도 필요하고, 콜레스테롤도 필요로 합니다.

주의해야 할 점은 현대 생활에서 샐러드 기름 등 오메가6를 많이 섭취하고 있다는 점입니다.

섭취하는 기름의 이상적인 비율은 오메가3와 오메가6가 2 대1의 비율입니다.

그러나 실제 섭취량은 오메가3가 1이면 오메가6는 10 으로 지나치게 많습니다.

오메가6의 과도한 섭취는 염증성 질환을 야기하고, 부 신피로 악화의 하나의 원인이 될 가능성이 있습니다. 이 러한 폐해도 있으므로 오메가6의 과도한 섭취에 주의하 시길 바랍니다.

뇌를 지원하는 영양소2. 「비타민B 복합제」

정신적 안정감을 주는 '세로토닌', 적극적인 동기를 만 들어주는 '도파민', 자율신경을 건강하게 해주는 '노르아 드레날린', 이 3대 신경전달물질이 확실하게 만들어지면, 만성피로와 부신피로를 예방할 수 있습니다.

신경전달물질의 재료가 없으면, 감정이 불안정해지고 우울증의 원인이 됩니다.

세로토닌과 도파민도 적어지면 '뇌 피로'라 불리는 병의 형태로 진행하게 됩니다.

뇌 피로가 되면 체력 자체는 있더라도 '피곤하다'라고 느끼게 됩니다.

부신에게 과도한 스트레스는 큰 적이지만 스트레스에 대처할 수 있는 몸을 만들어 주는 세로토닌은 중요합니다.

세로토닌을 만들기 위해서는 비타민B 복합제, 특히 B6가 중요합니다. 비타민B6는 신경전달물질을 만들 때 이용되는 보조 효소입니다.

견과류와 가다랭이 등의 해산물류, 마늘, 바나나 등에 많이 함유되어 있습니다.

또 세로토닌의 생성에는 나이아신, 엽산 등을 함유한 비타민B 복합제도 필요합니다.

도파민, 노르 아드레날린의 적절한 생성에도 이들 비타민B 복합제(마그네슘과 철분)의 섭취가 효과적입니다.

한편, 노르 아드레날린과 아세틸 콜린(acetlycholine: ACH-신경전달물질의 한 종류)이 낮아지는 상황에서는 자율 신경기능이 저하되고, 따라서 인체의 많은 기능도 저하합니다. 그래서 뇌 피로가 되고 자율 신경기능이 저하되면 '피곤하다'고 느낍니다.

모든 신경전달물질은 너무 적거나 혹은 너무 많아도 문제입니다. 적절한 때에 적절한 양만 생성되는 것이 가장 이상적입니다.

뇌를 지원하는 영양소3. 「콜레스테롤」

콜레스테롤은 코르티솔의 재료가 되는 물질입니다.

콜레스테롤 수치가 낮으면 당연히 코르티솔의 생성도 저하됩니다. 더욱이 콜레스테롤이 중요한 이유는 뇌세포를 형성하는 '신경초' 생성의 재료로도 사용되고 있기 때문입니다.

'신경초'는 신경섬유를 포위하고 있는 피막, 예를 들면 전기코드의 절연 시트와 같습니다.

그래서 콜레스테롤은 '신경초'의 신경으로부터 전기가 누수되지 않도록 하는 방패 역할을 합니다.

콜레스테롤이 부족하여 신경초를 충분히 만들지 못하면 신경회로는 전기가 누전되는 것과 같은 상태가 되어 정확한 정보 전달기능을 유지할 수 없게 됩니다.

그 결과 우울한 감정이 생겨나고, 사고가 정리되지 않으며, 두뇌가 회전되지 않는 등의 증상이 나타날 가능성이 있습니다.

모든 사람에게 해당되는 것은 아니지만 정신증상, 자폐증, 만성피로, 기립성 조절 장애 등의 증상과 관련되어 있다고 생각합니다.

지금까지는 '높은 콜레스테롤은 문제고, 낮은 콜레스테롤이 좋다'라는 인식이 일반적인 상식이었습니다. 콜레스테롤 수치를 낮추기 위해서 계란을 먹는 개수는 '한 주에 몇 개'라고 제한하는 교육도 있었습니다.

그러나 최근 연구결과를 통해 그것은 전혀 의미가 없다는 사실이 확실해졌습니다.

콜레스테롤을 함유한 식품(계란 등)의 1일 섭취량의 상한제도 폐지되었습니다.

현실에서는 콜레스테롤이 높은 편이 건강한 사람이

많습니다. 콜레스테롤 수치를 계산으로 산출하는 경우, 'LDL콜레스테롤+HDL콜레스테롤+중성지방의 5분의 1=총 콜레스테롤'

이 공식에 대입하여 계산합니다.

육식을 하는 사람과 채식을 하는 사람은 약간 다르지만, 보통 육식을 하고 있는 사람의 총 콜레스테롤은 180~200mg/dl이 평균적인 수치입니다. 최저라도 160은 필요하다고 생각합니다. 콜레스테롤 수치가 160mg/dl 이하가 되면 증상이 나타나는 경우도 있습니다.

영양 요법에서 총 콜레스테롤은 180~220mg/dl을 지키는 것이 좋다고 합니다. LDL콜레스테롤 수치만 말하면 혈관 질환의 전력이 없는 사람은 100~140mg/dl 정도가 좋습니다.

채식주의를 하는 사람은 총 콜레스테롤 수치가 160mg/dl 정도가 되더라도 문제가 없다고 생각합니다. 그러나 수치가 120~130mg/dl까지 내려가는 것은 너무 낮아 조심하는 편이 좋습니다.

콜레스테롤을 생성하여 혈액 속으로 운반하기 위해서는 단백질이 중요한 열쇠를 가지고 있습니다. **단백질, 탄수화물, 지질이라는 3대 영양소가 부족하지 않고 칼로리가 충분히 있으면 다양한 경로에서 콜레스테롤이 합성됩니다.**

그러나 그 콜레스테롤이 혈액 속으로 운반되기 위해서는 단백질과 연결할 필요가 있습니다.

단백질은 콜레스테롤에 있어 트럭과 같은 존재입니다. 육식을 하거나 또는 채식을 하더라도 확실하게 양질의 단백질을 섭취할 필요가 있습니다.

늘 피곤한 내! 무엇이 문제일까?

제4장 :

세포 내의 「미토콘드리아」를 활성화시켜 생명력을 높인다

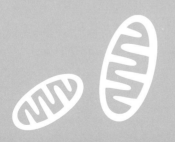

카가와 씨,
운동부족을 신경 쓰기 시작했다

의사가 카가와 씨에게 묻는다. "운동은 미토콘드리아의 기능을 높여줍니다. 카가와 씨, 운동 등은 하고 있습니까?" 카가와 씨가 대답한다. "아니요. 좀처럼요."

카가와 씨는 매일 사무실 업무 위주의 생활로 인해 운동 부족을 염려한 아내의 권유로 1년 전부터 피트니스 클럽에 어찌어찌하여 가입을 하게 되었다. 처음에는 그저 신기하다는 생각에 다녔지만 점점 귀찮아져서 '이번 주는 쉰다'라는 생각으로 회비만 지불하고 있는 상태다. 돈은 아깝지만, 그렇다고 운동하러 갈 기력이 있는 것도 아니다.

카가와 씨는 생각한다. 역시 나는 나태한 사람이구나 하고 말이다. 그런 식으로 매번 주말에는 자신을 책망하면서, 하루 종일 의자에 앉아있는 생활을 한다. 업무의 스트레스는 점점 가중되고, 최근에는 호흡마저 옅어졌다. 숨 쉬기가 고통스런 경우도 있었다.

의사는 카가와 씨에게 말한다. "가끔씩 심호흡 정도는 해 주세요." 그 정도라면 가능하다고 카가와 씨는 생각했다. 이왕이면 짐에 가는 것 대신 엘리베이터와 에스컬레이터 사용을 그만두고 계단을 이용하여 몸을 움직여야겠다고 결심했다.

오랜만에 전철역의 긴 계단을 올랐기 때문일까. 다리가 무겁고 호흡도 거칠어져 왔다. 호흡이 끊어질 것 같은 숨가쁨에 자신의 생명이 위험하지 않을까라는 공포감과 전율이 일어났다.

미토콘드리아는 우리들의 몸속 세포 속에 있는 작은 기관입니다.

사람과는 별개의 유전자를 가지고 있는 생명체입니다.

대단히 수수께끼 같은 존재로서, 생물학자 린 마큐리스 (Lynn Margulis)에 의하면 미토콘드리아는 '알파 프로테오박테리아(proteobacteria)'라는 세균이 기원이라고 합니다.

알파 프로테오박테리아는 원핵생물에 기생하고 마침내 미토콘드리아가 만들어집니다.

그 덕분에 효율적으로 ATP가 만들어지고 최종적으로 인류를 포함한 진핵생물이 탄생하게 된 것입니다.

미토콘드리아는 대단히 작은 크기이지만, 그 총 숫자는 인간 세포의 수를 훨씬 능가합니다. 하나의 세포에는 수백~수천 개의 미토콘드리아가 존재하고 있습니다.

인간의 세포는 37조 개 정도입니다. 그중 적혈구에는 미토콘드리아가 존재하지 않지만 계산을 하면, 한 사람의 몸속에는 1경 개 정도의 미토콘드리아가 있습니다. **체중이 50kg인 사람의 경우, 5kg 정도가 미토콘드리아입니다.**

사람은 자신이 '주인'이고 미토콘드리아를 '종'이라고 생각할지 모르겠습니다만, 미토콘드리아 자체가 살아있는 인간을 만들어내고 있다는 견해도 가능할 것 같습니다.

원래 미토콘드리아에 있어 인간의 육체는 '움직이는 집'과 같습니다. 실제로, 사람과 미토콘드리아 중 어느 쪽이 주인이라고는 말하기 어렵습니다.

사람이 태어나서 죽을 때까지 미토콘드리아의 기능은 계속됩니다. 그 주된 역할 중에 하나는, **아데노신 삼인산, 줄여서 'ATP**(adenosine triphosphate)**'의 생성입니다.**

부신 호르몬의 코르티솔 이전에, ATP야말로 생명에 있어서 생존의 원천이며 에너지의 원천입니다. ATP가 없으면 사람은 생존을 할 수 없습니다.

그러나 인체가 스스로 만들 수 있는 ATP는 한정되어

있습니다. 인체가 만들 수 있는 ATP는 전체의 1할 이하.
미토콘드리아가 9할 이상의 ATP를 생성하고 있습니다.

**미트콘드리아가 없으면 사람은 생존 불가능합니다. 힘을 낼
수도 없습니다.**

피로회복이라는 결과를 달성하는 것도 불가능합니다.

부신 세포 내에도 미토콘드리아는 존재하고 있습니다.
부신에서도 ATP를 계속 만들고 있기 때문입니다.

그 부신 속의 미토콘드리아의 기능이 저하되면 ATP는
감소합니다. 그렇게 되면 활력이 없어지는 동시에 코르티
솔도 만들 수 없게 됩니다.

그 결과, 몸속은 24시간 주기로 변동하는 서카디안 리
듬(circadian rhythm-24시간을 주기로 하는 날짜 리듬)의 혼란이 시작되어
낮 시간에도 멍한 상태가 되고, 식욕이 없어지기도 하며,
밤에는 수면을 취할 수 없게 되기도 합니다. 그 상태에서
는 염증을 억제하는 것이 어렵게 되고 세포의 활성화도
불가능하게 됩니다.

생물 교과서 등에 기재되어 있는 사진과 일러스트에는

미토콘드리아의 위치가 고정되어 있는 것처럼 보이지만 실제로는 움직이면서 이동하고 있는 상태입니다.

그리고 미토콘드리아끼리는 서로 밀착하기도 하고 떨어지기도 합니다. 미토콘드리아끼리 밀착되어 전체적으로 크게 되면(fusion이라 함) 미토콘드리아의 기능은 높아집니다. 역으로 분리되어 작아지면(fission이라 함) 기능은 내려갑니다.

융합하여 볼륨이 커진 미토콘드리아와 분리하여 **볼륨이 작아진 미토콘드리아를 비교하면 볼륨이 큰 미토콘드리아 편이 에너지의 생산 능력이 높고 인체의 세포와 몸을 건강하게 만듭니다.** 분리한 미토콘드리아가 세포 내에 많을 경우 그 기능은 떨어집니다.

■ 미토콘드리아가 ATP를 만드는 메커니즘

미토콘드리아는 **ATP**를 생성합니다.

이 ATP는 3대 영양소 '탄수화물(포도당)', '단백질(아미노산)', '지질(지방산)'을 바탕으로 만들어집니다. 이때 ATP는 '해당계',

'구연산회로', '전자전달계'라는 3가지의 루트를 통해서 생성됩니다. 간단히 설명해 보면 다음과 같습니다.

해당계

해당계는 무산소에서 급격하게 ATP를 만드는 것이 가능합니다.

예를 들면 단거리를 달리고 있을 때와 같은 것입니다. 해당계의 대사는 '세포질'이라 불리우는 미토콘드리아의 밖에서 행해집니다.

이 해당계에 따라 포도당1분자에서 만들어진 ATP 양은 뒤에 서술하는 전자 전달계보다는 적지만 세포질에는 대사를 촉진하는 효소가 많이 있기에 대량의 ATP를 만드는 것이 가능합니다. 여기에서 상세하게 서술하지는 않지만 이 해당계와 포스포크레아틴(phosphocreatine)산계를 이용해서 단숨에 대량의 ATP 공급이 가능합니다.

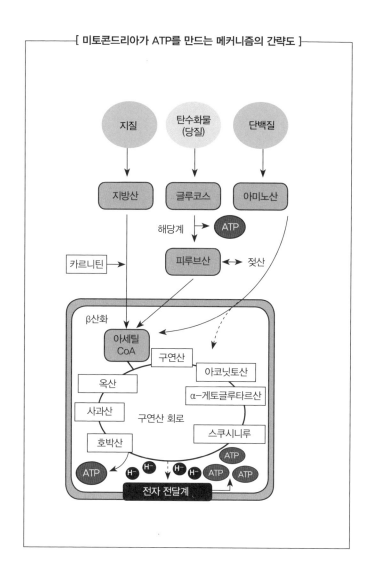

[미토콘드리아가 ATP를 만드는 메커니즘의 간략도]

지질

탄수화물
(당질)

단백질

지방산

글루코스

아미노산

해당계 → ATP

카르니틴 →

피루브산 ↔ 젖산

β산화

아세틸
CoA

구연산

아코닛토산

옥산

α-게토글루타르산

사과산

구연산 회로

스쿠시니루

호박산

ATP

ATP

ATP   ATP

H⁻   H⁻   H⁻   H⁻

전자 전달계

구연산 회로

구연산 회로의 목적은 섭취한 것에서 수소$^{(H)}$를 만들어 내는 것입니다.

해당계에서 만들어진 포도당 대사산물인 피루브산(pyruvic acid)은 미토콘드리아의 속으로 들어가 '아세틸콜린(acetycholine)'이라는 물질로 변환됩니다.

이 아세틸콜린은 동일한 포도당의 대사물질인 옥살 아세트산(oxaloacetic acid)과 밀착하여 구연산이 됩니다. 이것이 구연산 회로의 시작입니다. 그 후 다양한 물질로 변화되어가면서 원래의 옥살 아세트산 그리고 구연산으로 되돌아갑니다.

이때 수소가 추출되며, 이때 구연산 회로를 확실하게 기능화 시키기 위해서는 포도당, 비타민 B복합제, 마그네슘, 세포내 충분한 물 등을 필요로 합니다.

전자 전달계

전자 전달계는 **ATP**의 주요 생성 부위이면서, 최종적인 생성 부위이기도 합니다.

전자 전달계는 미토콘드리아의 내막에서 구연산 회로로부터 수소를 받아들여 복수의 대사를 거쳐서 ATP를 생성합니다.

이때 코엔자임Q10, 철분, 유황 성분 등을 필요로 하게 됩니다.

사람은 산소를 필요로 합니다. 그러나 **산소의 주된 사용자는 사람이 아니라 미토콘드리아입니다.** 그런 이유로 전자 전달계는 별칭으로 '호흡 자물쇠'라고도 불립니다.

이상과 같이 매우 복잡한 과정을 거쳐서 드디어 우리들은 미토콘드리아로부터 ATP라 불리는 에너지원을 받을 수 있게 됩니다.

■「세포로의 에너지원 공급」과 「화학반응의 대사 촉진」

ATP는 '에너지 원천'입니다. 그렇지만 ATP 그 자체는 에너지가 아닙니다.

'ATP(아데노신 삼인산)'는 인산 3개가 밀착되어 있다는 의미입니다. 그중 하나의 인산이 떨어져 나가면 '에너지'가 방출됩니다. **ATP의 작용을 요약하면 '세포로의 에너지 공급'과 '화학 반응의 대사 촉진'입니다.** 생성된 ATP는 미토콘드리아에서 세포 속으로 확산해 갑니다.

그 ATP를 이용하여 **코르티솔의 원료인 콜레스테롤을 만들고, 신경전달 물질을 방출하고, 근육을 활용하여 체온을 올리는** 중요한 역할을 하고 있습니다.

이 기능을 보더라도 ATP가 에너지원인 것을 이해할 수 있습니다.

10대 20대의 무렵에는 ATP가 필요 이상 다량으로 만들어지고 있습니다.

그러므로 젊은 사람들은 어느 정도 밤을 샌다던지, 힘든 스포츠 경기를 하더라도 피로함을 모릅니다. 초등학생이 추운 날에 옷을 얇게 입고 맨발에도 전혀 아무렇지 않는 것은 생명력이 넘쳐나기 때문입니다.

그러나 미토콘드리아에 의한 ATP의 생성량은 나이가 들어 갈수록 감소하고, **40대가 되면 태어날 때와 비교하여 2분의 1, 60대에서는 3분의 1 수준의 양으로 저하**된다고 알려져 있습니다. 이렇게 얘기를 하지만, ATP는 사람이 생존하기 위해 필요한 양보다 여유 있게 생성됩니다. 40대 이후 그 양이 연령에 비례하여 감소하더라도 사람은 충분히 생존해 갈 수 있습니다.

단지, **미토콘드리아의 기능이 떨어지면 생성되는 ATP의 양은 연령의 의한 감소보다도 훨씬 더 내려갈 수 있습니다. 그때 만성 피로를 느끼게 되는 것입니다.**

또한 미토콘드리아가 ATP만 만드는 것은 아닙니다. 존재하고 있는 장기의 기능에 맞추어 그 부위에 필요한 에너지와 호르몬, 신경 전달 물질 등을 만들어 송출하고 있습니다.

예를 들면, 뇌 세포 속에 있는 미토콘드리아는 시냅스 세포에 걸쳐있는 신경 전달 물질의 방출을 도와줍니다.

위장 세포에 있는 미토콘드리아는 위산 방출을 도와줍니다.

그리고 **부신에 있는 미토콘드리아는 콜레스테롤이 코르티솔에 대사하는 과정을 도와주는 역할을 하고 있습니다.** 코르티솔의 재료인 콜레스테롤을 생성할 때도 미토콘드리아의 ATP가 필요합니다. 미토콘드리아가 건강해야 하는 것은 코르티솔을 만드는 데에 꼭 필요하기 때문입니다.

미토콘드리아를 건강하게 하는 방법1: 「호흡」
그럼, 어떻게 하면 미토콘드리아를 건강하게 할 수 있을까요?

그 답 중에 하나는 바로 '산소'입니다. **우리가 호흡하여 흡수하는 산소의 90% 이상을, 사실은 미토콘드리아가 사용하고 있습니다.**

호흡에 의한 산소를 체내로 흡수하는 것을 '외호흡'이라 하지만, 실제로 외호흡을 하고 있는 본인은 산소를 거의 사용하고 있지 않습니다.

호흡에 의해 흡수된 산소는 혈류를 타고 체내의 말초로 운반되어 말초 조직의 세포 속까지 들어갑니다. 이 산소는 미토콘드리아에서 ATP가 만드는 마지막 과정인 '전자 전달계'에서 사용됩니다.

미토콘드리아 내막에 전자가 흐르면 전자 수용체로서 산소가 필요하게 됩니다.

전자와 산소 그리고 수소가 결합하여 물이 되는 반응을 '내호흡'이라고 합니다. 여기에서 대부분의 산소를 활용하고 있는 것도 미토콘드리아입니다.

이 전자 전달계에서 산소를 이용할 때 한 가지 문제점이 있습니다. 산소를 이용하면 반드시 활성산소가 발생하게 됩니다. 활성산소는 미토콘드리아와 세포, 인체를 녹슬게 하여 산화, 노화를 진행하는 원인이 됩니다.

'나이와 비례하여 미토콘드리아에서 생성된 활성산소의 양은 증가하고 있다'는 보고가 있지만 사실은 반대입니다. '나이를 먹으니까 활성산소가 증가'하는 것이 아니라 **'활성산소가 증가하니까 나이를 먹는다'**는 것입니다.

미토콘드리아를 건강하게 하면 활성산소 양도 적어져 젊음을 유지할 수 있습니다.

최근의 연구에서는 기능이 높은 미토콘드리아는 전자 전달계의 복합체가 슈퍼 콤플렉스(SUPER COMPLEX)라는 하이 브리드(HIGH BRID) 일체형을 형성하고 지금까지 생각됐던 것 이상으로 전자를 보다 효율적으로 전달함과 동시에 활성 산소 발생을 어렵게 하고 있다는 것을 알게 되었습니다.

교감 신경이 긴장하면 호흡이 옅어지고 산소의 흡수가 어려워집니다.

내호흡을 위해서는 먼저 외호흡으로 산소를 흡수해야 합니다. 이것이 미토콘드리아 활성의 열쇠입니다. 먼저 자신의 호흡을 체크해 봅시다.

복식호흡과 심호흡은 가능합니까? 여기 건강을 목적으 로 실행할 수 있는 간단한 호흡법을 소개합니다.

1분에 6회의 호흡을 실행합니다. 다시 말해서 10초 동안에

'들이마시고 내뱉고'를 1회 실행합니다.

　이렇게 몇 분간 시도해 보세요.

　이런 방법으로 호흡하면 부교감 신경이 가장 활성화된다는 것이 연구로 알려져 있습니다.

미토콘드리아를 건강하게 하는 방법2: 「단식(Fasting)」

　2008년, 도쿄 공업대학의 오스미 요리노리 명예교수가 노벨 의학 생리학상을 수상하였습니다. 수상 이유는 '**세포의 오토파지**(AUTOPHAGY, 自食作用)'에 대한 연구입니다.

　생물은 세포 내의 불량 단백질과 오래된 단백질, 그리고 상처 난(미토콘드리아를 포함) 세포 내 소기관 등을 분해하여 다시 활용합니다.

　이것은 자식작용으로 호메오스타시스(항상성) 유지를 위한 활동입니다.

　이것은 단백질의 리사이클 기구에도 있고 세포의 리뉴얼

기구에도 있습니다. 세포의 자식기능은 세포가 기아 상태로 함몰되었을 때, 특히 활성화됩니다.

실은 이 작용은 미토콘드리아에도 있습니다. '마이토파지(mitophagy)'라고 불리는 미토콘드리아의 리뉴얼 작업입니다. 그러므로 파스팅, 다시 말해서 단식하여 기아상태가 되면, 세포 내의 오토파지(세포자식작용)와 마이토파지(세포리뉴얼작용)가 촉진됩니다. 파스팅(단식)으로 미토콘드리아를 항상 좋은 상태로 유지해 가는 것은 유익합니다.

오천 년 이상 전부터 지속된 인도의 전통 의학인 **아유르베다에서도, 때로는 단식하라는 것을 권장합니다. '소화되지 않은 물질이 사라져야 건강하게 되어간다'고 보는 듯합니다.**
이것은 현대에서 말하는 '오토파지의 활성화'를 알려주고 있다고 생각합니다.
우리는 이미 수천 년 전부터 내려오는 오토파지(세포 자식작용)의 건강 효과를 새삼 알게 되었습니다.

또한 아유르베다가 말하는 미소화 물질 '아마' 속에는 세포 내의 불량 단백질도 포함되어 있다고 생각합니다. 이 불량 단백질이 늘어나 있는 상태와 육식의 과다 섭취, 화학 물질 등의 영향에 의하여 '소포체 스트레스'가 야기됩니다.

소포체에는 단백질 합성과 지질대사, 세포 내 물질 운송 등의 역할이 있지만, 소포체 스트레스가 되면 이들의 기능이 떨어집니다.

소포체 스트레스가 일어나면 연이어 미토콘드리아의 기능도 저하되며, 이것은 인지증의 원인이 되기도 합니다.

파스팅(단식)에 의해 단백질(아미노산)의 공급을 정지시키면, 오토파지(세포자식작용) 기능이 작동하여 불량 단백질이 자동 소화되고 소포체 스트레스를 해소합니다. 동시에 파스팅(단식)에는 해독효과도 있습니다. 미토콘드리아 기능도 회복과 더불어 활성화도 시킵니다.

또한 아유르베다는 **식사의 양은 위 주머니의 3분의 2 정도를**

채우는 정도로 하는 것이, 건강하게 장수할 수 있다고 서술하고 있습니다.

현대 과학에서도 **섭취하는 칼로리를 평소 식사의 70% 정도로 줄이면 수명이 늘어날** 가능성이 있다고 합니다. 파스팅(단식)까지는 하지 않더라도 평상시 과식하는 사람은 소식에 신경 쓰는 것이 좋습니다. 다음으로 단식 방법에 대해 소개하겠습니다.

• 단식방법

단식은 통상 1주간 전후에 걸쳐서 실행합니다.

먼저 '준비기'로서 식사는 소화의 부담이 적은 메뉴로 합니다.

'まごわやさしい(마고와야사시이)'라는 말이 있습니다.

콩류, 참깨, 다시마 등의 해초류, 야채와 과일, 등푸른 생선, 송이 등의 버섯류, 감자(고구마) 등을 말합니다.

이들을 중심으로 짜여진 음식을 며칠간 먹습니다.

그리고 본 프로그램인 '단식기'는 수분과 전용 음료만으로 며칠을 보냅니다.

식사를 일상으로 되돌리는 회복기에는 휴식기를 가진 위와 장을 적응시키기 위해서 미음으로 시작하고 서서히 죽과 건더기 없는 된장국, 그 후 점점 고형질의 음식으로 되돌아갑니다.

이렇게 하면 몸이 가벼워지면서, 알레르기 등의 부조화 증상이 사라지게 됩니다.

어느 야구선수는 부상을 당해 은퇴 직전으로 몰리게 되었을 때, 단식을 함으로써 컨디션이 좋아지고 단숨에 성적이 올랐다고 합니다.

제 자신도 정기적으로 단식을 하지만, 그때마다 몸 상태와 목적에 부합하여 식사횟수를 바꾸어 합니다. 그러므로 1일 1식으로 하는 날도 있으며, 2식을 하는 날, 3식을 하는 날도 있습니다. 1식을 한 날은 소화에 부담이 적어서 다음 날 아침 기상 컨디션이 좋아집니다.

가끔씩 늦은 밤에 식사를 하면 역시 다음 날 아침 몸이 늘어짐을 느낄 수 있습니다.

부신피로로 생각되어 단식을 실행하는 것이 좋은 사람은 부신피로를 예방하고 싶은 사람과 코르티솔이 너무 분비되어 수치가 높아져 있는 부신피로 초기 증상의 사람들입니다.

한편, **저혈당이 되기 쉬운 사람, 부신피로로 쉽게 피로해하는 사람, 움직일 수 없을 정도로 피곤한 사람은 하지 않는 것이 좋다**고 생각합니다.

미토콘드리아를 건강하게 하는 방법3: 「릴렉스」

미토콘드리아에게 릴렉스는 아주 중요한 요소입니다.

릴렉스라고 하면 교감 신경과 부교감 신경이 균형이 좋은 이상적인 상태가 되는 것을 의미합니다.

그러나 긴장상태가 지속되어 교감신경이 우위가 되면,

혈관이 수축하고 호흡이 옅어지며, 세포 내의 미토콘드리아에 산소를 충분히 공급할 수 없게 됩니다.

'이유 없이 초조하다.'

'수면 중에 이빨을 깨물어서 턱관절증이 된다.'

'몸이 굳어지고, 허리통증, 어깨 결림, 두통으로 힘들어하고 있다.'

'변비가 지속되고 있다.'

이것은 사람의 교감신경이 과도한 긴장상태에 있음을 말해주는 증상들입니다. 이것은 스트레스 및 바쁨, 인간관계의 고민 등으로 있을 만한 모든 것이 요인이 됩니다.

특히 취침 전에 사건과 사고 등의 뉴스를 보는 것은 자율신경에게는 좋지 않습니다.

어두운 소식을 전달하는 뉴스만을 보게 되면 '언제 전쟁이 날지도 모른다'고 과도한 걱정을 한다든지, '저 흉악사건은 말도 안 된다'고 뉴스를 보며 화를 내기도 합니다.

그것만으로도 몸은 벌써 긴장하고 있습니다. 이런 것도

있기에 저는 가능한 한 텔레비전을 시청하지 않습니다.

또한 교감 신경의 과도한 긴장은 초조함뿐만 아니라 불안감도 야기시킵니다.

교감신경은 집중력을 높일 수 있는 '노르아드레날린'을 분비시킵니다.

이것이 과도하게 분비되면 주변에 대하여 쓸데없는 걱정을 하고 불안에 함몰되기 쉽습니다. 그리고 교감 신경이 높아지면, 인체는 균형을 유지하려고 부교감 신경도 높입니다.

그 결과, 교감 신경과 부교감 신경은 높은 상태가 지속됩니다.

이런 상태가 단기라면 문제가 없지만 과도한 긴장상태가 수개월에서 1년, 2년으로 지속되면, 교감신경과 부교감신경 중 한쪽은 먼저 피로감에 떨어져 나갑니다.

교감 신경의 수치가 먼저 떨어지면, '부교감 신경이 높은 상태'로 남게 됩니다.

그러면 **활력을 낼 수 없고, 극도의 피로감을 느끼게** 됩니다. 역으로 부교감 신경의 수치가 먼저 떨어지면, 몸이 굳어짐을 느낄 정도의 극도의 긴장 상태가 되어 버립니다.

호흡은 빠르고 옅어지며, 맥박도 다소 빨라지며, 불안증이 야기됩니다.

코르티솔과 아드레날린이 끊임없이 분비되어 **성격이 굉장히 급해지며, 초조감에 휩싸이게 됩니다.**

먼저 자신이 긴장상태에 있는지를 알아차리고, 스트레스를 자각하는 것이 먼저입니다. 그리고 의식적으로 릴렉스 할 수 있는 시간을 확보합시다.

일주일에 1~2회 정도 자연과 접촉하면, 병에 걸릴 확률이 낮아진다는 연구 보고도 있습니다. 삼림욕 등을 실천하고 자율 신경의 균형을 유지하면, 미토콘드리아의 과도한 피로를 피할 수 있습니다.

미토콘드리아를 건강하게 하는 방법4: 「운동」

미토콘드리아의 기능을 적극적으로 높이는 최고의 효과적인 방법은 무엇보다도 '운동'입니다. 운동을 통해 인체에 자극을 전달하면, 인체는 '파워가 필요하다'는 인식을 합니다.

그러면 그에 필요한 에너지(ATP)를 분비하기 위하여, 미토콘드리아가 활성화합니다.

이러한 미토콘드리아는 근육 속에도 많이 존재하고 있습니다.

근육량이 증가하면, 자연적으로 미토콘드리아도 늘어납니다.

미토콘드리아에게 적당한 자극을 계속 전달하면, 미토**콘드리아가 상호 간 융합하여 볼륨이 커지게 되고**(fusion상태), **기능도 높아집니다.**

사무 행정(DESKWORK) 등 하루 종일 긴 시간을 앉은 채로 근무하면 병이 발생하기 쉽다고 합니다만 그것은 미토콘드리아에 자극을 전달할 수 없기 때문입니다.

■ 인체 내에 축적된 중금속을 배출한다

부신피로 환자들의 자료를 보면, 중금속, 독성 금속이 체내에

상당히 잔류하고 있는 것을 적지 않게 보게 됩니다.

이것이 체내 대사 사이클을 방해하고 부신피로의 원인이 되는 경우가 있습니다.

특히 미토콘드리아와 각종 대사 효소의 활성을 떨어지게 합니다.

가장 심각하다고 생각되는 것은, 치과 치료에 사용되고 있는 아말감 충전재입니다.

아말감은 '수은을 함유하고 있는 합금'으로 얼마 전까지 보험 적용이 되었습니다.

치과 의사들 사이에는 안전하다고 하여 장년들 충치 치료에 많이 사용되고 있습니다. 그러나 최근에 수은의 위험성이 지적되기 시작하였습니다.

아말감에서도 수은이 용해되어 인체에 악영향을 미치고 있다는 것을 알게 되었습니다.

체내에 흡수된 수은 검사는 일본에서는 보험 적용이 안 됩니다.

그러나 해외를 통하여 검사를 해보면 검출되어 나옵니다.

소변, 혈액, 모발 검사를 해보면, 수은 등의 독성 금속과 필수 미네랄을 검출하고, 수은을 함유한 독성 금속의 영향을 추측할 수 있습니다.

저의 클리닉에서도 이 검사를 도입하여, **환자들의 나빠진 건강 상태의 원인을 찾고 있습니다.**

덧붙여서 아말감은 현재 보험사용이 금지되어 수지와 비슷한 레진을 주종으로 사용하고 있습니다. 또한 자비진료로 세라믹을 선택할 수도 있습니다.

부신피로를 예방하는 의미에서도 기회를 보아 치아의 보형 물질을 바꿀 것을 권유합니다.

그러나 그때는 '안전한 아말감 제거'를 시행할 수 있는 치과를 엄선하여야 합니다.

보형물을 제거하는 단계에서, 대량의 수은이 체내에 흡수될 가능성도 있습니다.

환자들도, 치과의사도, 도와주는 스텝들도 수은에 노출되지 않도록 신중한 자세로 제거하여야 합니다. 그 밖의 중금속 대책으로는, 수은을 함유하고 있는 대형 생선을 가능한 한 먹지 않는 방법이 있으며, 또한 엡솜솔트 (EPSOMSALT)가 들어있는 욕조에 몸을 담궈 해독하는 방법도 있습니다.

■ 곰팡이 균(mycotoxin—진균류)을 피한다

어느 50대 단신 부임의 남성 환자는 피로감과 체취, 그리고 알레르기 증상으로 고통받고 있었습니다. 혈액 검사, 소변 검사 등으로 조사해 보니, 몸속에 다양한 종류의 '독'이 쌓여 있음을 알게 되었습니다.

그중 하나는 곰팡이 독(MYCITOXIN)이었습니다. 이것은 자연계에 광범위하게 존재하는 진균(ASPERGILLUS)에서 유래된 것입니다.

그 환자의 경우, 그 진균은 어디에서 온 것일까요?

실제 거주하는 집에 원인이 있었습니다. 건축 연도가 상당히 경과하여, **집 안에 곰팡이 독이 퍼져 있었기 때문입**

니다. 곰팡이는 폐로부터 체내에 들어와 미토콘드리아에 악 영향을 전달합니다.

미토콘드리아의 ATP 생성 능력이 떨어지게 되어, 그 결과 만성 피로감을 느낄 수밖에 없습니다. 동시에 부신 피로도 생길 수밖에 없습니다. 그보다 훨씬 더 나쁜 결과 는 '암'입니다.

곰팡이 균에 발암성이 있는 것이 적지 않습니다.

암을 억제하는 미토콘드리아 기능이 저하하면, 암 발생 률이 높아집니다. 덧붙여, 곰팡이 균은 음식으로부터 인 체 속으로 들어갈 가능성이 있습니다.

현재는 그러한 것도 검사로 알 수 있습니다.

그러므로 이 환자에게도 '암 세포'의 존재 유무를 확실 하게 알 수 있는 검사(PROTEO)를 실행하였습니다.

굳이 '암'이라고 쓰지 않고, '암 세포'라고 하는 것은 PROTEO 검사에서는 '눈에 보이는 암'이 되기 전의 '0단 계의 암 세포'를 발견하는 것이 가능하기 때문입니다.

아니나 다를까, 예상대로 검사 결과 그의 몸속에서 '암 세포'가 발견되었습니다. 평상시 건강한 사람이라도 암세포가 만들어지지만, 그의 경우 안전 영역을 넘어선 숫자의 암세포가 존재하고 있었습니다.

곰팡이 균이 있는 곳에서 생활하고 있으면, 시간이 지나더라도 좋아지지 않습니다.

곰팡이 균에 노출된 집에서 이사를 하고, 환경을 바꾼 후, 체내 곰팡이균 퇴치와 해독을 실행하고, 차분하게 암세포의 퇴치마저 끝내면서 피로감과 암세포도 없어졌습니다.

■ 미토콘드리아에게 생각을 가지게 하면

인간은 대단히 하찮은 존재입니다.

사람의 세포는 37조 개 정도입니다. (실제의 체세포 수는 15조 정도?)

이에 비해 장내 세균의 수는 40조 개 이상입니다.

미토콘드리아는 많게는 1경 개 정도가 있어서, 숙주인 사람의 세포 쪽이 단연코 적습니다.

우리들은 생존을 위해 필요한 것을 미토콘드리아로부터 받고 있습니다. 그들은 실제로 기특하게도 헌신적으로 활동해 줍니다.

이런 미토콘드리아를 우리는 늘 의식하지 못하고 있습니다.

그러나 미토콘드리아는 우리의 의식을 감지하고 있는지도 모릅니다.

추측건대, 미토콘드리아 속의 물의 작용이 가능하기 때문이라고 추측합니다. 장래의 연구에서 이러한 것이 분명해질지도 모릅니다.

우리들과 공생하는 수수께끼의 존재 미토콘드리아에 상상의 날개를 펴면 생명과 진화의 위대한 신비를 느낍니다.

제5장

「영양」으로 부신피로를 개선하자

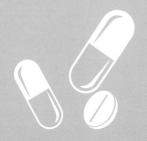

카가와 씨, 극도의 피로로
점적(메가도스) 영양주사를 맞다

당신은 피곤한 것이 당연한 것이라고 생각할지 모르지만, 사실은 건강하고 몸이 가벼운 상태가 일반적입니다.

의사의 말에 정신이 번쩍 뜨인 카가와 씨. 사실 요즘은 아내의 도움을 받아, 점심용으로 만든 도시락과 호지차 ⁽녹차⁾ 병을 지참하여 출근하게 되었다.

이제 그는 몸이 피로하다 싶으면 달콤한 음식이 아니라 견과류를 씹는다. 빵과 커피, 유제품을 가능한 한 먹지 않으려 노력하고 있다.

2주쯤 지나 몸이 가벼워짐을 알게 되었다.

그런데 너무 바빠 납기에 쫓기어 일정을 맞추지 못할까 걱정할 때마다 위통이 왔다. 식욕도 나지 않으며,

시중의 위장약을 먹고 견디고 있다.

어느 날 아침, 출근 준비를 했지만, 카가와 씨는 소파에 쓰러져 일어날 수 없게 되었다. 결국에는 한 방울의 활력도 남아 있지 않음을 느꼈다. '어떻게 해도 안 될 때는 영양 주사라도 좋습니다'

문득 의사의 말이 생각났다.

기어가다시피 하며 겨우 클리닉에 갔다. 비타민C 등, 필요한 영양소를 추가한 주사를 맞는 1시간 동안 카가와 씨는 클리닉의 천장을 바라보면서 도대체 나는 무엇을 하고 있는 것일까, 라고 생각했다.

지금 나에게는 일밖에 없다. 취미도 없고 가족과의 대화도 없다. 생각하면 할수록 무엇을 위해 일하고 있는지 잘 모르는 상태이다.

인생, 이대로 좋은 것인지. 삶을 보다 근본적으로 재검토해 봐야 한다고, 카가와 씨는 생각했다.

예를 들면 이 책 서두의 카가와 씨처럼 전형적인 부신 피로의 경우, 하이브리드 영양 의학에서 처방하는 것은 비타민 B복합제와 피로를 회복하는 '아슈와간다'라는 허브 영양제, 그리고 비타민A, D도 추가하여 세포의 신진대사에 필요한 영양제를 공급합니다.

'지치지 않기 위해서는 어쨌든 단백질을 섭취한다'고 알려져 있지만, 필요한 영양소는 그것만이 아닙니다. 만성 피로는 힘든 일이지만, 자신에게 필요한 것, 불필요한 것을 알 수 있는 좋은 기회로 파악하면 좋겠습니다.

실은 영양요법에서 보면, 현대인의 대부분이 영양소 부족에 시달리고 있습니다. 이것은 아프리카에 있는 기아 상태의 아이들 같은 칼로리 부족이 아닙니다. 칼로리는 충분하지만 필요한 영양소가 부족한 것입니다.

요즘의 야채는, 함유하고 있는 미네랄의 양이 과거 5분의

1 내지는 10분의 1 정도라고 알려져 있습니다. 고도 경제 성장기 이전의 일본은 순환형 농업으로 이루어져 있었기에 시든 식물과 배설물 등으로 발효한 비료가 사용되었습니다.

그것을 뿌리는 것만으로도 양분이 풍부한 토양이 되었고, 미네랄이 풍부한 야채가 재배되었습니다. 특히 주식은 현미와 잡곡인 것이 많았기에 탄수화물과 비타민, 미네랄도 다양하게 체내로 흡수되었습니다.

그러나 현재는 인공 비료와 농약으로 인해, 본질적으로 토지가 말라 버렸습니다.

주식도 현미에서 비타민과 미네랄을 많이 포함한 쌀겨와 배아가 제외된 백미입니다.

또한 다양한 비타민B 복합제재의 영양소를 필요로 하는 정제 소맥과 설탕을 많이 사용한 음식, 예를 들면, 빵과 과자 등이 늘어났습니다.

이것들은 '**엠티 칼로리**(empty calories)'라 불리우며 열량만 높은 식품으로 비타민과 미네랄 등을 낭비하게 합니다.

이런 말이 있습니다.

"you are what you eat (당신의 몸은 당신이 먹은 것으로 이루어져 있다)."

도대체 나는 무엇을 먹고 있는 것인가, 무엇을 섭취해야만 하는가, 라는 생각으로 뒤돌아보는 것도 좋습니다.

추가로, 부신피로의 개선에 필요한 주요 영양소를 하이브리드 영양학 관점에서 전달해 드립니다.

보충하고 싶은 영양소1.「마그네슘」

마그네슘이 없으면, 세포의 대사 활동은 불가능합니다.

일설에는 '300종류 이상 효소의 보조인자로서 대사 활동에 관여한다'고 알려져 있는데, 실제로 그 이상이라고 생각합니다.

직간접을 포함하면, **거의 모든 세포의 대사 활동에 관여하고 있다**고 생각하는 편이 자연스럽습니다. 그래서 **부신피로 대책으로 우선 섭취해야만 하는 영양소는 '마그네슘'**입니다.

마그네슘은 자율신경, 중추신경, 말초신경 등 모든 신경의 흥분을 진정시킵니다. 반대로 신경을 흥분시키는 스위치로서의 작용을 하는 것은, 칼슘입니다. 세포, 신경, 근육을 흥분시키는 것은 칼슘, 편안하게 하는 것은 마그네슘의 역할입니다.

마그네슘과 칼슘은 동등한 힘으로 대항하면서, 인체 속에서 활동합니다.

또한, 마그네슘은 **HPA-axis**(시상부하-하수체-부신의 지령계통)에 있어서, 스트레스에 과잉 반응하는 경우, 부신 피질자극 호르몬(ACTH) 분비를 저하시키고 코르티솔의 과도한 방출을 억제합니다.

또한 미토콘드리아에서 **ATP**가 만들어지는 과정에 있어, 마그네슘은 필수 미네랄입니다.

ATP는 마그네슘이 존재하지 않으면, 제 기능 수행을 할 수 없습니다.

그 외 호르몬 대사와 코르티솔 생성, 해독 등 여기에 기재할 수 없을 정도의 많은 대사 반응에 마그네슘이 관여하고 있습니다. 부신피로의 원인에는 반드시 신경계 흥분이 있습니다.

그 증상으로 코르티솔의 불균형과 에너지 부족이 거의 100% 발생합니다.

마그네슘은 이런 모든 문제를 개선합니다. 그 외에도 다방면에 걸쳐서 부신피로의 개선 및 예방에 기여하고 있습니다.

• **마그네슘의 보충 방법**

마그네슘은 거의 모든 곡류와 콩류, 견과류, 해산물, 야채에 포함되어 있습니다.

바다 소금, 암염 등의 **자연염**에는 마그네슘이 풍부하게 포함되어 있지만, '식탁염' '식염'이라 하는 정제염은 염화나트륨으로 구성되어 있어 마그네슘은 거의 포함되어 있지 않습니다.

효율적으로 섭취하려면, 영양제도 좋은 방법이 됩니다.

늘 피곤한 나! 무엇이 문제일까?

추가로 말하면, 마그네슘은 '경피 흡수'가 효과적입니다. 소화관을 사용하는 것보다는 피부에서 흡수되도록 하는 편이 흡수율이 좋습니다.

모델들 사이에서 **Epsom Salt**(엡섬염)를 욕조에 넣고 입욕하는 것이 인기입니다.

엡섬염의 원재료는 유황 마그네슘. 땀을 내고 혈행을 촉진하고 디톡스 독소배출에 효과적이므로 환자들에게도 권유하고 있습니다.

또한 최근 운동선수와 스포츠 애호가의 사이에서 '마그네슘 스프레이'가 많이 사용되고 있습니다. 이것은 근육 통증을 경감하는 마그네슘 액체 스프레이지만, 일반인에게도 좋다고 생각합니다.

보충하고 싶은 영양소2. 「비타민B 복합제」

비타민B 복합제는 마그네슘과 마찬가지로 각종 대사 반응의 보조 효소로서 작용하는 것이 주된 역할입니다.

특히 미토콘드리아에서 **ATP**를 생성할 때 '해당계−구연산 회로-전자 전달계'라는 모든 경로에서 비타민B군을 필요로 합니다.

역으로 표현하면, 비타민B군이 없으면 반응이 진행되지 않으며, **ATP**라는 에너지원을 생성할 수 없습니다.

비타민B군이 충분한지의 여부는 흡수량과 소비량의 균형으로 결정됩니다.

이 영양소의 흡수원이 되는 것은 당연히 '식사'입니다.

추가로, 장내세균이 만들어 내는 일부의 비타민B군도 기여를 합니다.

그러나 많은 수의 현대인들은 장내 환경이 붕괴되어 장내 세균의 생성량이 줄었고, 또한 위장의 소화 흡수 능력도 많이 떨어져 있기에 영양소들의 흡수량도 줄어들고 있다고 추정합니다. 또한 비타민B군 부족은, 정제된 음식의 증가에도 영향을 받고 있습니다.

현대인은 특히 빵과 파스타, 과자 등 정제 소맥과 설탕 등의 당분 섭취가 많아졌고, 이런 것의 대사 활동을 위하여 다량의 비타민B군을 **낭비**하고 있습니다.

그러므로 장 누수 현상과 지방간, 만성 인두염, 치주염 등과 스트레스로 인해 비타민B군이 다량으로 소비되고 있을 가능성도 있습니다.

'흡수량보다 소비량이 많다는 쪽'으로 경사가 기울어져 있는 현대인에 있어, 비타민B군은 가장 부족하기 쉬운 영양소라 말할 수 있습니다.

• 비타민B군의 보충 방법

비타민B군은 **단백질**(돼지고기와 생선)**과 야채 등을 중심으로 폭넓은 식재료에 함유되어 있습니다.** 미량이지만, 장내세균도 비타민B을 생성하고 있습니다.

그러나 만성 피로 증상이 있을 경우, 식품만으로 충분히 섭취할 수 없습니다.

그러므로 **비타민B를 영양제로 보충할 것을 추천**합니다.

비타민B는 먼저 약국 등에서 구입하는 것도 괜찮습니다. 시판되고 있는 영양제는, 의료용 영양제와 비교하여 다양한

점에서 차이가 있고, 약간의 문제가 있음에도 불구하고, 먼저 시도하는 것이 중요합니다.

효과를 느끼지 못하거나, 시판되는 것을 구매하는 것이 불안하면, 영양요법의 의사와 상담하는 것도 좋습니다.

비타민B를 쓸모없이 낭비하지 않기 위해서, 과자와 라면, 빵, 주스, 스포츠 음료, 단맛의 캔 커피, 정제 밀가루와 사탕 등의 과잉섭취를 피해야 합니다.

밥을 위주로 권해드리며, 배아에는 비타민B가 함유되어 있기 때문에 가능하다면 현미를, 현미를 싫어한다면 배아 쌀도 좋다고 생각합니다.

비타민B 중에서도, 특히 주목해야 하는 것은 비타민 B12입니다.

이것은 신경과 혈액세포를 건강하게 유지하고, 모든 세포의 유전 물질인 DNA의 생성을 도와주는 영양소입니다.

이렇게 중요한 영양소임에도 불구하고, 위의 소화력이 떨어지면 B12의 흡수율도 크게 낮아집니다. 더구나, 비타민B는 거의 동물성 식품에만 함유되어 있습니다.

늘 피곤한 내! 무엇이 문제일까?

비타민B12를 섭취하기 위해서는 '동물성 식품을 취하고' '위의 소화력을 높이는 것'이 필요합니다.

보충하고 싶은 영양소3. 「단백질」

단백질은 세포, 근육, 뼈, 피부, 장기 등의 인체를 만드는 영양소입니다.

그리고 효소와 수용체의 근원이 되면서, 인체에서 중요한 역할을 수행하고 있습니다. (수용체는 세포가 정보를 받기 위한 구조물)

고기와 생선, 계란, 콩류 등의 식품을 충분히 섭취하더라도, 단백질 부족으로 나오는 것은 위장의 소화 흡수 능력이 떨어져 있기 때문입니다.

소화 흡수 능력이 떨어지면, 영양소가 충분하게 흡수되지 않습니다.

또한 비타민 B6가 부족하면, 단백질의 재합성을 체내에서 충분하게 할 수 없습니다.

내번 식사 때 고기를 먹고 있다 하더라도, 비타민 B6가 부족하면, 단백질도 부족할 가능성이 있습니다. 라면과 과자 등을 즐기는 사람들 역시 단백질 부족에 빠져 있을 가능성이 있습니다.

단백질이 부족하면, 단백질이 주 구성 성분인 위장의 점막이 약하게 됩니다.

그렇게 되면 원천적으로 효소 생성이 어려워지고, 위산과 소화효소의 분비는 더욱 어렵게 됩니다. 그 결과, 소화 흡수율이 낮아지게 됩니다.

• 단백질의 보충

동물성 단백질로는 고기, 생선, 계란, 식물성 단백질로는 콩류, 대두제품 등을 열거할 수 있습니다. 동물성 단백질은 사육우에 비육 호르몬이 투여되는 등 문제가 있지만, 현대에서는 고기를 많이 먹는 것도 사실입니다.

과식만 하지 않는다면, 동물성이든 식물성이든 먹고 싶은 단백질을 섭취하는 것은 좋다고 생각합니다.

그러나 빨간색(red meat) 고기와 가공육을 과식하는 것은 발암율을 높일 수 있습니다.

쇠고기와 양고기는 적당한 양이 좋습니다.

또한 닭고기는 비소 등이 문제가 될 수 있습니다. 최근에는 채식주의자들도 많아졌습니다.

스포츠계에도 '채식하는 편이 근육의 질에 좋다'고 말하는 사람도 있습니다.

식물성 단백질이라 하더라도, 충분한 양을 섭취하면 문제가 없습니다.

단백질을 효율적으로 소화하고 흡수하기 위해서는 식사 시 레몬물과 건매실 등을 이용하여 위산이 나오기 쉽도록 합시다.

무즙을 추가한 꽁치 구이, 하와이언 스테이크, 탕수육 등은 파인애플 등의 소화 효소가 풍부한 과일과 함께 조리를 하면, 소화와 흡수를 촉진시킵니다.

또한 프로테인(protein – 단백질)의 애용사도 적지 않다고 생각합니다.

프로테인 드링크는 '카제인' '유청' '대두' '마' '콩' 등과 같은 종류가 있지만, 어느 것이 좋은가는 목적에 따라서 다릅니다. 피하면 좋은 것은 '카제인'입니다.

이것은 장누수 현상을 야기시킬 가능성이 지적되고 있는 식품입니다.

프로테인 드링크의 주의점은 소화 흡수능력이 떨어져 있을 때는 마시더라도 효과가 없다는 점입니다. 단백질은 흡수되지 않고, 장이 황폐화될 뿐입니다.

고령자와 만성 피로인 사람은 스포츠 음료 등을 권유받더라도, 몸 컨디션부터 잘 확인해야 합니다. 또한 최근에는 BCAA가 들어가 있는 프로테인도 인기입니다.

BCAA라는 것은 발린, 류신, 이소류신의 3가지 필수 아미노산을 말합니다.

단백질은 이미 아미노산 상태로 되어있어 흡수하기 쉽고, 단백질 합성도 촉진합니다.

늘 피곤한 나! 무엇이 문제일까?

또한 인슐린의 저항성을 개선하는 장점도 있습니다.

　다만 근육 트레이닝을 하지 않는 사람이 BCAA를 대량으로 섭취하면, 먼저 뇌 속에 들어가 정신을 안정화시키는 세로토닌 생성을 저하시키고, 우울한 상태를 야기시킬 가능성도 있습니다. BCAA가 들어가 있는 프로테인은 근육 트레이닝을 할 때와, 저단백질을 개선하고 싶을 때만 섭취하도록 합시다.

보충하고 싶은 영양소4. 「비타민D」

　비타민D는 체내에서 생성 가능한 영양소입니다.

　태양광선에 노출되면 비타민D가 생성됩니다.

　작용으로는, 칼슘의 흡수 외에 면역을 제어합니다. 비타민D가 부족하면, 면역 조절이 어렵고, 소장 벽의 밀착결합(TIGHT JUCTION)**을 지킬 수 없게 됩니다.**

　그 결과 장 누수, 아토피성 피부염, 화분증, 암, 알레르기성 비염 등을 발생시키기 쉽고, **코르티솔의 대량 분비로**

인하여 부신피로를 초래합니다.

그 밖에도 비타민D는 유전자 스위치의 on, off를 제어합니다.

또한 항산화 작용, 혈압강하작용을 비롯하여 다양한 기능을 가지고 있습니다.

일반적 통계 결과를 살펴보면, 일본인의 절반 이상이 비타민D 부족이라는 사실을 알 수 있습니다.

저의 클리닉에 방문하는 환자들의 9할 이상이 모두 비타민D 부족입니다.

부신피로가 되면 거의 모두가 비타민D 부족입니다. 부족한 이유는 태양광선에 노출될 기회가 거의 없기 때문입니다.

사람의 몸은 '거의 반나체로 동굴 생활'을 기본으로 만들어져 왔습니다.

그런데 문명이 태어난 이후로 우리들은 옷을 입고 태양광선을 차단하고, 실내에 있는 시간이 길어졌습니다.

일광으로 얻은 양은 원시시대에 비교하면 압도적으로 부족하고, 그 결과 비타민D도 부족하게 되었습니다.

비타민D가 부족하면, 의욕을 촉진하는 도파민 생성이 어렵고, 기력이 사라져 우울한 상태가 됩니다. 핀란드와 시카고 등 위도가 높은 지역에서는 우울증 환자들이 많이 발생합니다.

이것은 매일 쬘 수 있는 태양광선이 적으므로, 비타민D가 부족하여 일어나는 동계 우울증입니다.

• 비타민D의 보충방법

먼저, **햇빛을 쬡시다.** 해가 지면 산보를 하지 말고, 태양이 떠 있을 때 산보를 하면 좋습니다. 일조량이 적은 12월의 정오의 경우, 오키나와는 약 8분, 관동지역에서는 22분, 홋카이도에서는 76분 정도의 일광욕이 필요합니다.

그 정도의 일광욕을 하지 않으면, 비타민D의 필요량이 생성되지 않습니다. (2013년 8월 29일. 독립 행정 법인 국립 환경 연구소 지구 환경 연구센터 연구로부터)

그리고, **일광욕 대책**(예: 자외선 차단제의 과도한 사용)**을 지나치게 하지 말아야 합니다.**

지금은 아이에게도 피부암이 걸리지 않도록 자외선 차단제(선크림)를 바르는 경우가 많습니다. 확실히 24시간 365일, 햇빛을 차단하지 않은 상태에서 생활하면, 햇빛을 지나치게 쬐게 됩니다. 그러나 현대 생활에서 그렇게 될 가능성은 전혀 없습니다.

저의 소견으로 문제는 태양 광선이 아니라, 오히려 자외선 차단이 아닌가라고 생각합니다.

또한 비타민D가 부족하게 되면, 암 성장에도 영향을 끼칠 수 있습니다.

식사에서는 연어 등 동물성 식품과, 건조된 송이를 적극적으로 섭취하는 것이 좋습니다.

또한 비타민D3의 영양제는 가격대비 효능이 아주 우수합니다.

싸고 다양한 기능을 가지고 있습니다. 약국에서 판매되는 영양제라도 효능이 좋습니다.

또한 영양제를 섭취한다면, '비타민D3(콜레칼시페롤 – 비활성형)**'를 추천합니다.**

약으로 처방되는 '활성비타민D(1.25OH-VD)'는 아닙니다.

보충하고 싶은 영양소5. 「아연」

아연은 소화 효소 등 200가지 종류 이상의 효소 활성화에 관여하고 있습니다.

부족하면 효소 활성이 떨어지고, 세포의 기능도 낮아집니다.

미토콘드리아의 ATP를 에너지화하는 기능에도 영향을 줍니다.

게다가 아연은 세포 단백질 합성의 열쇠가 됩니다.

그 이유를 설명해 보겠습니다. 먼저, 세포가 단백질 합성을 할 때, 반드시 DNA를 읽어낼 필요가 있습니다.

DNA에는 '단백질을 어떻게 만들까'라는 설계도가 작성되어 있습니다.

그 설계도를 읽기 위해 DNA의 이중결합(수소결합)을 열어 볼 필요가 있습니다.

이런 일을 하는 것이 '아연을 포함한 효소(ZINE FINGER)'입니다. 그러므로 아연이 부족하면, 단백질 합성이 원활하게 되지 않습니다.

아연 부족의 전형적인 증상은 미각 저하입니다. 또한 아연은 세포의 재생을 촉진하는 작용도 하므로, 부족하면 상처가 잘 낫지 않습니다.

남성은 정자 수에도 영향이 있습니다. 여성은 머리털이 빠지기 쉽고, 손톱이 약해집니다.

• 아연의 보충 방법

아연은 굴 껍질 등 해산물과 동물성 단백질, 견과류와 콩류, 그리고 야채 전반에 많이 포함되어 있습니다. 단지 현대인의 아연 부족의 원인은 야채 및 콩류의 아연 함유량이 낮아졌고, 소화 흡수력의 저하, 흡수를 방해하는 옥산살 등이 영향을 미칠 수 있습니다.

또 운동을 해서 땀을 내면, 아연은 땀과 함께 인체 내에서 배출되어 버립니다.

ATP를 만든 후에도 소변으로 마그네슘 등과 함께 배출됩니다.

그러므로 아연은 의식적으로 보충하는 편이 좋습니다. 그 경우는 영양제가 유효합니다.

계속적으로 섭취를 하면, 기적처럼 손톱과 머리털이 튼튼해집니다.

■ 혈당치가 출렁이는 「혈당치 스파이크(spike)」

식후에

'이유도 없이 초조해진다'

'참을 수 없는 졸음이 밀려온다'

'피로감이 더해온다'

'가슴이 울렁거린다'

'체온이 상승한다'는 증상이 나타나면 혈당치 스파이크의 가능성이 있습니다.

일반적이면 공복 혈당치는 90mg/dl 정도가 표준입니다.

식사를 하면, 혈당치는 1시간 정도에서 120mg/dl 정도까지 완만하게 올라갑니다.

그리고 2시간 정도 경과하면 혈당은 원래대로 돌아갑니다.

그런데 장누수 현상과 만성 염증 등이 있으면, 식후 혈당치가 단숨에 튀어 올라 갑자기 200mg/dl을 넘는 경우도 있습니다.

혈당치 스파이크가 있는 사람은 매회 식사 때마다, 혈당치가 3~4회 정도는 출렁거립니다.

이러한 혈당치의 급격한 출렁거림이 반복되는 것은 혈당치 스파이크입니다.

출렁거림의 횟수만큼 코르티솔도 급격하게 방출되므로 혹사되는 부신은 그냥 견디고만 있는 것은 아닙니다.

그래서 참을 수 없는 졸음이 식후 30분 내외 일어나기도 하고, 식후에서 3~4시간 사이에 일어나기도 합니다. 또한 가슴 울렁거림이 일어나는 것도 혈당치의 상승과 함께 아드레날린이 분비되기 때문입니다.

　혈당치 스파이크가 있는 사람은 다음과 같은 증상을 가지고 있다고 생각합니다.

- 몸 어딘가에 제어되지 않은 만성염증이 있다(장누수 증후군, 치주병, 만성상인두염, 부비동염, 아토피성 피부염 등).
- 단 것을 늘 마시고, 먹는다. 과다 섭취된 당분으로 췌장이 피로해져 있다.
- 아연과 크롬, 마그네슘 등의 미네랄이 부족하다.
- 중금속과 화학물질이 체내에 축적되어 있다.
- 근육이 적고, 정기적인 운동을 하고 있지 않기에 근육량이 적다.
- 그 외에도 인슐린 저항성을 올리는 인자가 있다.

　그런데 일반 건강 진단에서는 공복 시의 혈당치를 측정합니다.

　현재의 실행 방법으로 혈당치 스파이크를 발견하는 것은

어렵습니다.

걱정이라면, 전문적인 클리닉에서 조사해볼 것을 권유합니다. 최근에는 휴대형 지속 혈당 모니터링 시스템 (TERUMO사 Dexcom G4 PLATIMUM 시스템 등)도 개발되어 있습니다.

이것들을 사용하여 평가를 해보는 것도 대단히 유용한 일입니다.

■ 소화의 메커니즘이 발동되는 3가지의 상

패스트푸드점과 소고기 덮밥 가게는 30초도 걸리지 않고 식사가 나옵니다.

몇 분 만에 식사를 끝내고 가게를 나오는 것이 가능하여 바쁜 사람들에게는 도움이 됩니다.

그러나 이런 상황에서 몸은 먹을 준비가 되어있지 않기에 충분한 소화, 흡수가 어렵습니다.

확실한 소화, 흡수를 위해서는 위장의 기능을 높여야 합니다.

그러기 위해서는 식사를 천천히 맛볼 수 있는 환경을 만드는 것도 중요합니다.

소화 메커니즘이 발동되는 3단계로 뇌상, 위상, 장상이라는 말이 있습니다.
　위에 음식물이 들어갔을 때 물리적 자극으로 위액이 분비됩니다.
　이것이 **위상**입니다.
　위의 내용물이 십이지장으로 이동하면, 소화효소, 호르몬 등이 분비됩니다.
　이것이 **장상**입니다.
　그리고 현대인에게 있어 중요한 것임에도 불구하고 대단히 경시되고 있는 것이
　바로 **뇌상**입니다.
　어린 시절에 우리는 아침에 잠이 절반 정도 깬 상태에서 어머니가 야채 등을 다듬어 칼질하는 소리를 듣고, 된장국 냄새를 어렴풋이 맡으면서 '아침밥을 만들고 있구나.'라고 느꼈습니다. 이 느낌이 식사의 첫 단계인 준비

단계입니다.

이렇게 식사를 기다리고 있는 사이, 소화관에서 소화액이 흘러나와 위가 먹을 준비를 합니다. 그리고 여러 색깔의 요리가 아름답게 가득한 반찬을 보고, 맛있다고 생각합니다.

소화는 먹기 전부터 시작된 것입니다.

그러므로 눈으로 봐 맛있다고 생각한 것, 잘 씹는 것, 확실하게 맛보는 것, 이들 모두가 뇌상입니다.

가령 외식을 할 때, 저는 **요리와 함께 녹차 및 허브차를 주문하고, 먼저 갖다 달라고 합니다.** 그리고는 **식사 전에 차를 마시면서, 릴렉스하는 시간**을 의식적으로 가지도록 합니다. 눈으로 봐서 맛을, 잘 씹어서 맛을 즐기는 식사를 하고 싶다고 생각합니다.

제6장 :

부신피로를
계기로
삶의 방식을
되돌아보자

카가와 씨, 휴가를 보내면서 인생을 되돌아본다

재충전을 위해 겨우 얻은 휴가를 보내면서 일절 업무에 대한 것을 생각하지 않기로 결심한 카가와 씨, 오랜만에 느긋한 기분으로 가족과 함께 지내게 되었다.

아이들과 얘기를 하면서 아이들이 생각했던 것 이상으로 성장했다는 것도 알게 되었다.

그런 것을 아내와 얘기하면 어이없어했지만, 그것 또한 즐거운 반응이었다. 시간이 있었기에, 이전부터 가보고 싶었던 장소로 혼자서 훌쩍 떠나 보았다.

마음이 해방되도록 자연에 둘러싸여 잠시 삶에 대한

생각에 잠겨본다. 자신은 무엇을 위하여 일하는가, 무엇을 위하여 살아가고 있는가, 자신에게 행복이란 무엇인가. 가족, 직장동료, 단골고객, 모두가 행복해지기를 소망한다.

무엇보다도, 내 자신에게 충실한 인생을 보내고 싶다. 그러기 위하여 일하고 있을 것이다. 그럼에도 불구하고, 바쁨 속에서 소모만 해서는 안 된다. 보다 좋은 삶을 살기 위해서는, 일상생활부터 바꾸어 보자.
필요하다면, 무엇인가 취미를 시작하는 것도 좋다.

그리고 많은 시간을 가족과 소중히 보내자. 부신피로를 계기로 인생을 새로 시작하려는 카가와 씨, 최근에는 부부관계도 회복되어 가는 중이다.
부신피로는 고통스러웠지만, 감사한 마음으로 가득 찼다.

'24시간 싸울 수 있습니까?' 쇼와(昭和, 소화)시대의 끝 무렵 거품경제가 한창일 때, 이런 광고의 캐치 프레이즈가 유행하였습니다. 영양 드링크의 텔레비전 광고 이야기입니다.

헤이세이(平成, 평성) 시대가 되면서, 어떤 회사의 영양 드링크제의 TV광고에서 '5시부터의 남자'라는 문구가 나타났습니다.

내용은 일과 중에 업무 의욕이 없는 샐러리맨이 저녁 5시만 되면 힘이 난다는 내용입니다.

이것은 바로 부신피로라는 것을 상기시키는 것입니다.

건강한 사람의 경우에는, 아침 6시부터 8시까지를 절정으로 코르티솔이 방출되는데, 방출되는 이유는 활동을 위해서입니다.

활동을 하려면 이것은 필요한 물질이기 때문입니다. 그리고 저녁 이후로는 피로한 몸을 휴식하기 위해 코로티솔의 분비가 감소합니다.

그러나 부신피로의 경우는 다릅니다. 초기에는 코르티솔 수치가 24시간 싸우고 있는 사람처럼 하루 내내 높습니다. 그러나 싸움으로 피로가 몰려오면, 아침부터 낮 시간에 걸쳐서 코르티솔 수치마저 내려가며, 전체적으로도 내려가게 됩니다.

저녁 5시 이후는 코르티솔이 그다지 필요 없는 시간대이므로, 분비량이 적더라도 힘이 나오게 됩니다. 확실히 코르티솔의 계속된 분비로 '24시간 싸웠던 사람'의 부신은 극도로 피로해져, 전형적인 부신피로 증상인 '5시부터의 남자'가 됩니다.

저 자신도 8년 전에 병원에서 근무할 때, 똑같은 상태였습니다.
아침부터 낮 시간까지는 적극적으로 업무를 할 마음이 일어나지 않았습니다.
아침에 일어나서 병원에 가는 것이 너무 힘들어서, 사명감만으로 일했던 것 같습니다.

어떻게 해서든지 겨우겨우 구급 환자만을 처리하고 그 외의 시간은 앉아 있다든지, 누워서 휴식을 취하였습니다. 그런데 저녁 이후에는 몸에서 힘이 나오기 때문에, 오후 5시경부터는 병동에도 가고, 밤까지 맹렬히 일을 하였습니다.

당시 근무하고 있었던 병원에서는 새로운 업무를 담당하게 되었습니다.

저녁 5시는 간호사의 교대 시간입니다. 야간 근무로 일손이 부족해지는 시간대이므로, 간호사들은 점점 새로운 업무를 담당하게 되고, 저로 인하여 다양한 지시와 작업을 수행하게 되므로 필시 큰 피해를 끼쳤을 것입니다.

당시 저는 틀림없이 24시간 싸움으로 피로해진 '5시부터의 남자'였던 것입니다.

동물들은 저녁 이후에는 휴식하는 시간입니다. 야간 근무를 하는 사람들은 방법이 없지만, 해가 떨어지면서 대낮처럼 환히 빛나는 형광등 아래에서 장시간 있고 싶지는 않습니다.

특히 부신피로의 경우, 가능한 한 저녁시간 이후에는 업무와 조명, 환경을 포함한 것들이 교감신경을 높이지 않도록 하는 것이 중요합니다.

■ 이자카야가 아니라 카페에서 혼자만의 시간을 가진다

많은 비즈니스맨들이 퇴근 후 이자카야 등에 들러 가볍게 한잔하는 것은 on에서 off로 자기 자신을 바꾸기 위한 시간이 필요하기 때문이라 생각합니다.

그러나 의사인 저로서는 음주는 피하는 것이 좋다고 생각합니다.

혹시 조용한 찻집과 카페가 근처에 있다면, 그런 장소에서 자신의 시간을 가지는 것이 좋습니다. 저는 아침 일찍 집을 나와 늦은 시간에 귀가합니다.

귀가 시각은 밤 12시경입니다.

클리닉에서는 스타프에 둘러싸여 끊임없이 환자들을

진료합니다. 이러한 생활 역시 피로의 원인이 되기 쉽습니다.

그래서 저는 귀가 전에 조용한 찻집에 들렀다가 가는 경우가 자주 있습니다.

그곳에서 조사해 보고 싶은 것을 하든지, 원고를 쓴다든지 하며 진료 이외의 업무를 합니다.

혼자만의 시간은 이때뿐으로 저에게는 귀중한 시간입니다.

카페인이 없는 음료가 있으면 더욱 더 좋습니다.

그러나 향기로 치유되는 것이 있다면, 가끔은 커피도 좋은 것이 아닐까 생각합니다.

너무 진지하게 생각하지 않고 마음의 여유를 갖는 것이 정신건강에도 좋습니다.

■ 욕조에 몸을 담그는 습관을 가진다

만성 피로 환자들의 생활 습관을 살펴보면, 대부분 샤워만 살짝 하는 것으로 목욕을 마친다고 합니다. 특히 혼자 생활하게 되면, 100%라고 해도 좋을 정도로 샤워만 하는 사람들뿐입니다. 이것으로 하루 중의 피로를 풀 수 없으므로, 가능한 한 욕조에 몸을 담그는 것을 추천합니다.

40도 정도의 약간 미지근한 물의 욕조에 20분 정도 담그고, 멍하게 보내고 나면 긴장이 이완되고, 혈행도 촉진되어 자율신경의 균형도 얻을 수 있습니다.
탕의 온도가 41도를 넘어가면, 교감신경이 우위에 서게 되면서 릴렉스되지 않습니다.

욕조에 몸을 담글 때에는 입욕제를 활용합시다.
저는 '엡솜 솔트(Epsom Salt)'와 '핫탭(hot tab)'이라고 하는 중탄산 입욕제를 수년간 사용하고 있습니다. '엡솜 솔트'는 유황산 마그네슘이 원재료로서, 소금도 함유되어 있습니다만 정확하게는 소금이 아니라 마그네슘입니다.

마그네슘을 피부에서 흡수시키는 이유는 교감신경을 이완시키고 몸이 에너지 방출을 쉽게 하게 되기 때문입니다. 또한 해독 효과도 있습니다.

때로는 중탄산 입욕을 할 때, 약용중탄제를 넣고 입욕합니다.

중탄산 이온으로 모공은 물론 몸속까지 따뜻해져, 자연스레 몸도 풀어집니다.

제품들은 모두 인터넷에서 쉽게 구할 수 있으므로 시도해 보십시오.

■ 마인드풀니스(mindfulness)를 실행한다

클리닉을 방문하는 많은 부신피로 환자들은, 생활 패턴과 음식 등 어떤 것이라도 자세하게 메모하는 꼼꼼한 타입의 사람들입니다.

행동을 기록하는 것으로 많은 에너지를 빼앗겨 버리면, 대부분의 사람들에게 스트레스가 되어 부신피로를 발생시키는 요인이 됩니다.

세계적으로 알려져 있는 성격 진단법 중에 **AB진단**이 있습니다.

타입A는, 노력형으로 무모하게 일하는 사람입니다. 이 타입은 너무 몸을 혹사시켜 심근 경색 등이 발생해 돌연사하기 쉽다고 알려져 있습니다.

타입B는, 천연덕스러운 낙천가 타입입니다. 그다지 스트레스를 느끼지 않고, 또 감정을 담아두지 않으므로, 병에 쉽게 걸리지 않는다고 알려져 있습니다.

일본인 중에는 **타입A**가 많은 것 같습니다.

최근에는 **타입C**도 주목받고 있습니다. 감정을 담아두어, 암으로 발전하기 쉬운 성격이라 알려져 있습니다. 이는 리디아 테어셕의 저서인『암의 성격-타입 C증후군』이라는 책에서 등장한 내용입니다.

일본인들 중엔 내성적인 기질을 가진 사람들이 많습니다.

내성적인 사람은 하루에 1회, 혼자 자신의 생존 방법을 찾는 시간을 갖는 것이 필요합니다. 그러한 시간이 없으면 정신이 소모되고, 피로가 극에 달하게 됩니다.

요가나 명상, 천천히 하는 호흡법 등 마인드풀니스(mindfulness)를 가져야 합니다.

저 자신도 매일 **TM명상**을 행하고 있습니다.

혹은 자연이나 숲속 공원 등을 천천히 산보하는 것도 좋습니다.

■ 1일 15분씩 정보를 차단한다

부신피로가 되는 사람들 중에는 늘 '무엇인가를 하고 있다'는 타입의 사람들이 많습니다.

시간이 있으면 스마트폰으로 메일을 체크하고 필요한 것을 조사하고, 뉴스 및 동영상 등이라도 보면서, 잠시라도 휴식을 취하지 않습니다. 더욱이 업무도 동시에 진행하고 있습니다.

본인은 자신이 그 정도로 피로하다고 의식하지 않고 있습니다. 하지만 대부분의 부신피로 환자들의 머리는 늘 풀가동되고 있습니다.

또한 스마트폰과 PC의 블루라이트는 교감 신경의 긴장, 그리고 뇌 피로와 관련되어 문제를 일으킵니다.

이러한 현대인이 릴렉스 할 수 있는 시간을 확보하는 방법은 **'1일 1회, 15분씩, 완전히 정보를 차단하는 것'**입니다.

스마트폰도, TV도, 신문도, 보지 않고 음악도 듣지 않고 보냅니다.

아무것도 하지 않는 시간을 의식적으로 만들고, 그 시간을 서서히 길게 늘려갑니다.

아무것도 하지 않는 것에 고통을 느낄지도 모르지만, 15분이라도 좋습니다.

조용한 시간을 가지고 자신과 대면하면서, 몸의 소리, 마음의 소리를 들어 보았으면 좋겠습니다. 이러한 시간이 건강에 대한 의식과 연결되고, 인생에 있어서 삶의 질을 올려 줍니다.

체계적인 계획을 세우고 행동하는 타입의 사람에게는 일기 쓰는 것을 추천합니다.

매일 정해진 시간에 똑같은 것을 하는 것은 행위자로 하여금 안정감을 느끼게 해줍니다.

최근에는 '표현을 위한 글쓰기(expressive writing)'가 주목을 받고 있습니다.

표현을 위한 글쓰기란 말 그대로 **불안 등의 감정과 스트레스, 지금 자신이 생각하고 있는 것, 느끼고 있는 것을 글로써 보는 행위입니다.**

자신의 감정을 활자화하는 것만으로도 행복감이 올라간다고 합니다.

글씨를 쓰는 사이에 몸의 부조화가 개선되었다는 경우도 있습니다.

감정을 억누르고 있는 사람은 부디 생각이 가는 대로,

분노도, 슬픔도, 즐거움도, 써 보도록 합시다. 쓰는 것만으로도 자신을 객관적으로 볼 수 있게 되며, 감정에 휘둘리지 않게 될 것입니다.

■ 출퇴근의 스트레스를 가볍게 한다

제가 늘 두려워하는 것은 대도시의 출퇴근 전차입니다.

부신피로를 호소하며 저의 클리닉을 방문하는 환자들은 치바 혹은 사이타마 등의 근교에서 생활하면서, 도심부로 출퇴근하는 사람들이 적지 않습니다.

아침에 집을 나서는 시각은 6~7시, 하지만 7시 정도되면 모든 전차는 만원 상태가 됩니다. 그 상태에서 1~2시간을 전차 속에서 보내는 것은 몸과 마음에도 큰 부담입니다.

세상은 일하는 방식의 개혁이 진전되고, 위성 사무실과재택근무가 도입되기 시작하고 있습니다. 상황이 허용된다면, 피로가 극심할 때만이라도, 이러한 제도를 이용하여 몸과 마음의 스트레스를 줄이는 것이 좋습니다.

또한 일부 철도에서는, 예를 들어 게이오선과 쇼난신주쿠선의 그린 차 등에서 지정석으로 여유 있게 탈 수 있는 출퇴근 차량도 도입되고 있습니다.

몸의 컨디션을 체크하고 상담 등을 통하여 무리하지 않고 이용한다면 좋지 않을까요.

■ 업무를 주위에 맡긴다

조직의 높은 위치에 있는 사람들은 원래 부신이 건강하지 않을까라는 인상을 받습니다.

한결같이 남성 호르몬의 분비량이 많고, 일반인들에 비하여 파워풀하고, 정력적으로 일을 하고 있다는 인상을 줍니다.

그러나 본인이 느끼지 못하는 사이에 몸은 비명을 지르고, 결국에는 쓰러져 버리는 불행을 과거에 많이 목격하였습니다.

 이전에 제가 구급 외래에 근무하고 있을 때, 중소기업의 사장이 병원에 실려 왔습니다.
 그 사장은 병원에 실려 오기 1개월 전부터 발열이 계속되었습니다. 며칠 전부터 나타난 39~40도의 고열을 해열제 등으로 해결해 가며 참고 있다가, 쇼크 상태가 되어 구급으로 들어왔습니다. 구급 외래에 실려 들어왔을 때 백혈구 수치는 20,000/uL를 넘기고 있었습니다.

 급성 백혈병입니다. 백혈병은 면역력을 저하시킵니다.
 그 증상이 방치되면, 세균과 염증성 물질이 혈액 속을 돌아다녀 패혈성 쇼크를 같이 발병시킵니다. 사장은 이미 생명이 위태로운 중태 상태에 빠져 있었습니다.
 그에게 물었습니다. "1개월 전부터 열이 있었는데도 불구하고 진작에 왜 빨리 검진을 하지 않았습니까." 그러자 그가 대답했습니다. "제가 입원을 하면 회사가 돌아가지 않으므로, 그렇게 하는 것은 불가능합니다.

오늘이라도 가능하다면 링겔만 맞고 회사로 돌아가고 싶습니다."

중소기업 사장이란 정말 어려운 위치구나 하는 생각을 하였습니다.

기본적으로, 경영자와 대학 교수 등 책임이 있는 입장에 있는 사람은, 자신의 건강이 회사 경영과 조직 운영에 영향을 주고 있다는 것을 자각하고 있으므로 의식해서 건강진단을 받고 있는 경우가 많습니다.

저의 클리닉에도 그렇게 말하는 분들이 대단히 많습니다.

그렇지만 그들은 겉보기엔 정말 건강해 보이지만, 검사를 해보면 세포 상태가 아주 너덜너덜해져 있는 경우가 적지 않습니다.

일반인들은 과로하면 피로를 느끼지만, 조직의 탑으로 열정적으로 일하는 사람들은 피로를 느끼기 어렵습니다. 그래서 어느 날, 심근경색이나 뇌졸중으로 갑자기 쓰러져 버리게 됩니다.

조직은 누군가가 없더라도, 그 외의 사람들이 그 자리를 지탱할 수 있게 되어 있습니다.

쓰러질 때까지 계속 일해서 이 세상에서 없어지는 것은 회사의 입장에서도 손실입니다.

저는 사장에게 말했습니다.

"당신이 잠깐 공백을 가지더라도, 회사는 없어지지 않습니다. 다른 동료들이 힘을 내어 주니까요. 그렇지만 당신이 죽게 되면, 회사도 없어지게 됩니다."

그 사장님을 그렇게 설득하여 입원을 시켰습니다. 경영자뿐만 아니라, 모든 일하고 있는 사람들은 자신의 몸에 조용히 귀를 기울이는 시간을 가졌으면 합니다.

■ 부신피로를 계기로 삶의 방식을 바꾼다

일하면서 부신피로를 치료하는 경우, 경증이라면 완치도 가능하지만, 중증 이상의 증상이라면 완치까지는 시간이 걸립니다.

일단 휴직을 하고 충분한 휴식을 가지는 편이 빨리 완치되는 편입니다. 짧게 봐도 3개월, 가능하다면 반년의 시간을 가지며 치료하는 것이 좋습니다.

저의 환자 중에는 중증인 사람도 많고, 그중에는 1년 이상 휴직을 하는 경우도 적지 않습니다. 매일 매일 일에 쫓기면, 인생에 대해서도 생각할 여유가 없습니다.

부신피로에 걸리면 그만큼 치료도 중요하지만, 삶의 방식을 뒤돌아보는 시간 역시 필요합니다. 휴식기를 가지면 '왜 나는 이 병에 걸리게 되었는가? 이제부터 어떻게 살아야 하는가?'라는 질문에 대한 답을 떠올리게 될 것입니다.

그렇게 자신의 인생을 되돌아볼 수 있는 절호의 기회라고 생각합니다.

다음은 어느 대기업의 영업직에 근무하고 있던 남성의 이야기입니다.

그는 부신피로에 걸려, 저의 클리닉에도 겨우 오게 되었습니다.

처음에는 도쿄에서 근무하면서 치료를 하고 있었지만,

일의 업무량은 개선되지 않았고, 몸 컨디션도 좀처럼 회복되지 않았습니다.

코르티솔의 수치가 회복되었다 하더라도 일을 하고 있었던 탓인지, 사소한 것에도 빈번히 수치가 떨어졌습니다.

휴직할 것을 권유해서 반년 정도 여유를 가지게 되었습니다.

그 후 그런 일을 반복하면서, 본가가 있는 후쿠오카로 돌아가기로 결심하고, 가족과 함께 도쿄에서 후쿠오카로 이사를 하였습니다.

그 후, 그와는 PC와 스마트폰을 통하여, 도쿄에서 원격 진료 치료를 하였습니다.

어느 날 그는 다음과 같은 사실을 깨닫게 되었습니다.

'영업직 업무는 자신에게는 맞지 않다는 것과 좋아하지도 않는데도 불구하고 이 일을 해 왔다는 사실을.'

그에게 있어 이런 사실은 인생의 큰 발견이자 새로운 결단을 내릴 수 있는 계기가 되기도 했습니다. 그는 퇴직을 하고, 하고자 했던 일을 시작했습니다. 물론 부신피로도 개선되었습니다.

학교에 갈 수 없다, 아침에 일어나지도 못한다는 증상을 가진 어린이들이 만성 피로를 호소하여 부모에 이끌려 진찰받는 일이 늘어났습니다.

어린이도 생활과 인간관계에 피곤해져 있는 것입니다.

예전에는 '어린이는 노는 것이 일'이라 하였지만, 오늘날의 어린이는 다릅니다.

현대의 어린이들은 어른들과 같은 수준으로 바쁩니다.

아침 6시에 집을 나서는 어린이도 있습니다. 동아리에서 아침 훈련을 받고, 먼 곳에 위치한 사립학교를 다니기 때문입니다.

저의 환자 중에는 통학에 걸리는 시간이 2시간이라는 어린이도 있었습니다. 그리고 기숙사에서 늦게까지 공부하고 귀가해서 밤늦은 시각에 잠드는 어린이도 있습니다.

이런 생활을 계속하면 상당한 스트레스가 쌓여서 부신이 피로해집니다.

또한 스마트폰과 SNS에 의한 인간 관계 역시 피로도를 조장합니다.

친구들의 메시지에 회신을 계속하는 행위는 몸과 마음에 긴장감을 높입니다.

친구 관계가 피곤해져, 학교에 갈 수 없게 된 어린이도 있습니다. '친구들과 함께하고 대화하는 것만으로도 쉽게 피로해진다'는 것이지요.

그 마음 충분히 이해합니다. **우리 어른들의 어린 시절에는 없었던 SNS에 의한 어린이들의 새로운 인간관계. 여기에는 고도의 커뮤니케이션이 필요합니다.**

더구나 집에 돌아와서도 계속되기에, 늘 긴장했을 가능성이 있습니다.

이와 같은 상황에서 부신이 피로해지면, 혈압을 유지하기 어렵고, 생체리듬 '서카디안 리듬(circadian rhythm−22~25시간 단위로 반복되게 만든 리듬)'이 붕괴되어, 아침에 일어나지 못하게 됩니다. '기립성 조절장애(자율신경 실조증의 한 종류)' '체위성 빈맥 증후군' '등교거부'는 부신피로가 원인인 경우가 많다고 판단합니다.

하지만 대부분의 의사는 '부신이 원인'이라는 사실을 모르고 있습니다.

■ 어린이들의 만성피로는 생활습관부터 개선을

이미 만성피로 증상이 나타난 어린이는 생활 리듬이 붕괴하여 밤낮이 바뀌었고, 불면증으로 고통받고 있습니다. 이러한 치료를 할 때는 부모의 도움을 받으면서, 생활 리듬을 개선하고, 자극을 줄여 나가야 합니다.

이상적인 계획대로 **밤 7시 정도까지 저녁 식사를 끝내고, 밤 8시까지는 목욕을 끝내도록 합니다.** 입욕은 샤워만 하는 것이 아니라 40도 정도의 욕조에 확실하게 몸을 담그는 것입니다.

그 후에는 실내를 **간접 조명 혹은 따뜻한 색 계통의 형광등**으로 바꾸어서 빛의 자극을 낮추고 서서히 잠자기 쉬운 환경을 만듭니다.

수면 호르몬인 '멜라토닌'은 밤 9시경부터 분비됩니다.

하지만 밤이 되어도 휘황한 조명 아래 있다든지, 스마트폰과 PC의 블루라이트를 받고 있으면, 교감 신경이 자극을 받게 됩니다.

결과적으로 멜라토닌을 분해해 버리기에 수면을 취하는 데 어려움을 겪습니다.

그러므로 밤 9시 이후에는, 어린이에게 스마트폰과 PC를 사용하게 하면 안 됩니다.

어떻게든 이것들을 꼭 만져야 하는 경우는 **기기에 블루라이트 차단 시트를 붙이거나, 밝기를 낮춥니다. 이러한 생활 리듬의 개선을 차곡차곡 쌓아 나가면, 어린이의 만성 피로는 몇 개월 혹은 1년 정도면 개선할 수 있습니다.**

■ 쓰러질 때까지 자신을 혹사해도 어느 누구 하나 기뻐하지 않는다

부신피로 환자들을 보면, 사기 자신이 아닌 가족과 회사를 우선시하며 살아가고 있습니다. 그로 인해 압박감을 느끼고 스트레스를 받곤 하지요.

체력의 한계를 넘으면서까지 무리를 해서 일을 하는 그들의 마음속에는 과연 무엇이 있을까요?

아마도 그들의 마음속에는, '너무나도 열심히 일하고 있는 나 자신을 다른 사람들에게 보여주지 않으면 안 된다' '열심히 노력하지 않으면 자신의 가치를 인정받지 못한다' '누군가를 위하여 일하는 것이야말로 가치 있는 것'이라는 믿음이 있는 것으로 생각됩니다.

물론 누군가를 위하여 사는 것은 그만큼 귀중한 일입니다.

또한 자신이 열심히 살고 싶게 만드는 이가 존재한다는 것만으로도 열심히 노력하는 동기부여가 됩니다. 그러나 자신의 생명을 위험하게 하면서까지 특별히 좋아하지도 않는 일을 하며, 불가능할 정도로 초과 근무를 하는 것이 과연 좋은 일일까요?

가족을 부양하고, 사회를 지탱하는 것은 사람으로서 사명일지 모릅니다.

그러나 자신을 혹사시키면서까지 일하는 것은 그 누구도 좋아하지 않습니다.

이것은 제가 부신피로를 앓고 나서 더욱 확신하게 되었습니다.

저는 8년 전, 부신피로를 앓게 된 것이 계기가 되어 거의 365일 지속적으로 일하는 것을 그만두었습니다. 현재는 병원근무를 그만두고, 클리닉을 개업하면서, 업무의 속도와 양을 조절하는 것이 가능해졌습니다.

그렇지만 지금도 아침 7시면 일을 시작하고 밤 11시까지 일을 하고 있을 때가 많습니다.

다른 사람들이 보면, 이전과 똑같이 무리하게 일하는 것으로 보일지 모르겠습니다.

그러나 저는 부신피로가 되고 나서, 제 한계를 깨달았습니다.

당직과 철야를 하지 않는 것만으로도 '무리를 하지 않게 되었다'고 생각합니다.

또한 **몸의 소리를 듣고, 검사도 반복적으로 하며, 그것에 대응하는 대책을 늘 실행하면서, 필요할 때는 휴식을 취함으로써 대단히 건강하게 되었습니다.**

옛날처럼 건강을 잃지 않기 위하여 노력하고 있습니다.

원래 저는 '사람의 기대에 가능한 한 부응하고자' 하는 성격입니다.

'나 자신을 희생하더라도 사람들에게 도움이 되고 싶다!'고 생각하는 편입니다.

이런 생각 때문인지 늘 무리하게 노력해 왔습니다. 그러나 사람마다 분명 한계는 있습니다.

사람들을 위해서 시간을 할애하는 것도 좋지만, 자기 자신을 훨씬 더 소중히 해야 합니다.

자신을 희생하지 말아야 합니다.

자신이 행복하지 않으면, 곁에 있는 타인 또한 행복해질 수 없습니다.

늘 피곤한 나! 무엇이 문제일까?

부신피로는 다양한 것을 가르쳐 주었습니다. 지금은 이러한 깨달음을 준 과거의 경험에 감사하고 있습니다.

■ 혹시 자신이 「부신피로일지도」 모른다고 생각한 사람들에게 보내는 3가지의 메시지

만성적인 피로감이 있어 부신피로일지도 모른다고 생각하는 사람들에게, 부디 신경 써줄 것을 바라는 3가지가 있습니다.

첫째는, 자신의 몸의 소리에 귀를 기울이십시오.
어깨 결림과 두통, 불면은 별일이 아니라고 생각할지도 모릅니다.
그러한 증상들은 몸이 전하는 중요한 신호(SIGNAL)입니다. 그것을 무시하지 않도록 하세요. 마사지를 하여 몸을 신경 쓴다든지, 식사와 생활 패턴을 돌아보아야 합니다.
만약 심한 상태라면 병원에 가는 등 대처하시길 바랍니다.

두 번째는, 자신의 마음의 소리에 귀를 기울이십시오.

몸을 혹사한 나머지 '이것이 한계'라는 소리를 들었다면 제대로 쉬어야 합니다.

'자신은 이 상태에서 피할 수 없다' '이 일을 계속하지 않으면 안 된다'는 제한을 두지 않도록 해 주세요.

자신이 정말로 원하는 것, 하고 싶은 것을 알아차리고, 좋은 의미로의 '자기중심적'인 삶을 살아가는 것이 중요합니다.

사람과 사회에 이바지하기 위해 노력하는 것도 중요합니다만, 그것 못지않게 중요한 것이

당신이 행복하게 일생을 보내는 것도 소중하다는 것입니다.

아유르베다의 가르침에는 '삿트바'라는 개념이 있습니다.

삿트바는 사랑과 기쁨 등 행복에 이르는 질(質)이고, 그것은 사람들의 몸에 이미 갖추어져 있는 것이라고 말합니다.

다시 말하면, 당신 자신이 행복해지는 것도 큰 의미에서는 '건강'입니다.

자신의 몸이 '한계'라고 느낀다면 그것은 당신이 행복하지 않은 길을 걷고 있다는 중요한 신호입니다. 그 신호를

늘 피곤한 나! 무엇이 문제일까?

놓치지 마세요.

'마음이 너무 고통스럽다'고 생각한다면, '그럼 어떻게 하면 괴롭지 않을까' '나 자신도 가족도 행복해지는 방법은 과연 무엇인가'라고 조금이라도 생각해 보시기 바랍니다.

저 자신도 부신피로를 계기로 크게 변하였습니다.

예를 들어, 구급 의사와 병행하여 영양요법의 외래진료를 했던 무렵, '그런 것들은 효과가 없다'고 다른 의사에게 들은 적이 있었습니다.

그러나 나 자신이 부신피로로 인해 생명의 한계까지 몰리면서, 그것을 개선시켰다는 실제의 체험으로 그때 이미 치료법에 확신을 가지고 있었습니다.

그런 확신 덕분에 마음이 흔들리지 않았던 것입니다.

그리고 제가 확신하는 치료법으로 치유를 하면서, 처음에는 비판적이었던 의사들도 점차 저를 이해하기 시작하였습니다. 나중에는 협력도 해주었습니다.

물론 지금도 제가 행하는 요법을 두고 저를 비난하는 의사도 있습니다. 아직도 영양요법을 '이단'으로 간주하기도 합니다.

그러나 자신의 **인생에서 정말로 소중한 것을 알고, 또 그것을 실천하고자 하는 사람이라면 그런 반응에 일일이 대응할 필요가 없습니다.**

그런 것에 에너지를 빼앗기는 것은 부신의 낭비, 생명의 낭비입니다.

이 사실을 알기에 저는 외부의 비판에 전혀 신경을 쓰지 않게 되었습니다. 자신을 중심축으로 설정하고 살아가다 보면 외부의 소리와 타인의 눈, 평가는 전혀 신경 쓰지 않게 됩니다.

자신을 주축으로 산다는 것은 자신을 소중히 하고 자신을 믿으며, 좋은 의미에서 자기중심적으로 살아가는 것입니다.

세 번째는, 조금이라도 몸에 좋은 생활 습관으로 바꾸십시오.
매일의 작은 습관이 한 사람의 인생을 형성합니다.

건강하게 일하고 싶고 가족도 회사도 지탱하고 싶습니까?

그렇다면 자신을 고통으로 얽는 생활이 아니라, 자신을

소중하게 여기는 생활 습관으로 바꿉시다. 그것은 먹는 것도 마찬가지입니다.

그러나 100점 만점을 목표로 할 필요는 없습니다.

생활 습관을 바꾸는 것, 먹는 것에 신경을 쓰는 것, 그 자체가 스트레스가 되어서는 안 되기 때문입니다.

당신은 그 어떤 것과도 바꿀 수 없는, 둘도 없는 소중한 존재입니다.

부디 이 기회에 삶의 방식을 되돌아보는 것도 좋지 않을까 생각합니다.

부신피로가 되면, 기력과 체력이 동시에 떨어져 생각처럼 편히 움직일 수가 없게 됩니다.

그러나 역으로 생각해 보면, 부신피로가 반드시 나쁜 것만은 아닙니다.

코르티솔 분비가 지속되면, 몸이 긴장되고, 뇌신경과 장 점막의 위축이 일어날 수밖에 없습니다. 이런 상태는 생명을 위험하게 만듭니다.

그렇게 되지 않도록, 뇌는 명령을 보내어 코르티솔 분비를 제어합니다.

당신의 몸이 더 이상 너무 노력하지 않도록, 당신의

몸이 이 이상 너덜너덜해지지 않도록 말입니다. 바이러스에 감염되어 있는 경우, 코르티솔을 낮추고 몸을 휴식하면서 면역을 끌어올려 치유하도록 합니다.

몸의 호메오스타시스(항상성)가, **당신의 건강을 지키기 위하여 일부러 몸을 절전모드로 바꾸어 주기 때문입니다.**

코르티솔이 충분히 분비되고, 의욕이 충만한 상태는 매우 기분 좋습니다.

하지만 만일 그런 상태가 지속된다면 몸이 망가지게 될 것입니다.

그러므로 코르티솔의 분비를 억제시켜, 휴식 시간을 갖는 것도 필요합니다. 좋은 유산균이 있으면, 나쁜 유산균도 있습니다.

교감신경이 있으면, 부교감신경도 있습니다.

아유르베다의 가르침과 같이 결국 만물이 돌아가는 이치는 '균형'입니다.

피로해져 버린 자신, 게을러져 버린 자신을 수치스러워

늘 피곤한 내 무엇이 문제일까?

할 일은 아닙니다.

휴식하는 것, 잠을 자는 것도 일입니다. 이 사실을 잊지 말았으면 합니다.

부신피로를 계기로, 생활습관과 일하는 방식을 뒤돌아보았으면 합니다.

그리고 건강을 회복하면, 부신피로가 재발하지 않도록 자기 자신을 소중히 하고 예방에 노력을 기울이십시오.

병은 인생 그 자체를 돌아보게 하고, 삶의 방식을 바꿀 수 있는 좋은 기회가 됩니다.

마지막까지 읽어 주셔서 감사합니다. 이 책이 여러분들의 삶의 질(quality of life)을 향상하는 데에 도움이 되었으면 하는 마음입니다.

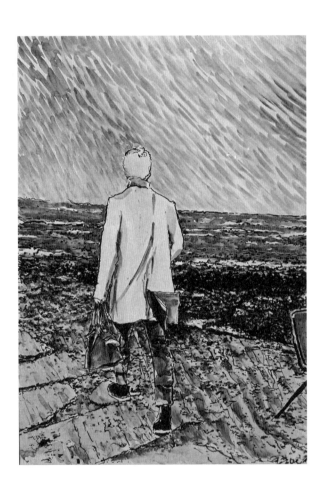

면역의 열쇠, 부신의 비밀을 알아가는 시간, 여러분의 삶에 건강한 행복에너지가 깃들기를 기원합니다

권선복 | 도서출판 행복에너지 대표이사

우리나라는 OECD국가 중 근로시간이 2번째로 긴 나라라고 합니다. 감당해야 할 업무량이 많고 일과의 대부분을 직장에서 보내야 하기에 긴 시간에 따른 피로도 및 스트레스 또한 그 비례만큼 높아지리라 생각합니다.

그렇다면 우리사회의 많은 사람들은 어떤 방법으로 건강관리에 임하고 있을까요.

직장 및 사회관계에서 일과를 마치고 돌아오면 피곤한 몸은 나락으로 빠지기 일쑤입니다.

잠을 자도 해소되지 않을 뿐 아니라 다음날엔 출근까지 힘들어지기도 합니다.

왜 그런걸까요? 체력적으로 노화되었기 때문일까요. 혹시 우리가 모르는 다른 이유가 있는 것일까요. 이 책은 바로 이 질문에서 출발합니다.

『늘 피곤한 나! 무엇이 문제일까?』는 요즘을 살아가는 우리들의 건강에 관하여 말하고 있습니다. 책을 쓴 저자 미카와 야스히토님은 24시간 응급실 담당으로 일해본 의사입니다.

환자들을 치료하면서 자신도 같은 병을 갖게 됨으로서 현대인의 만성피로 원인이 어디에 있는지를 밝혀냅니다.

의사로서 소명의식과 환자들에 대한 애정을 갖고 써내려간 이 책은 오늘날의 만성피로의 근원을 이야기하고 있습니다.

이 책의 역자 역시 사고를 계기로 건강이 건강한 삶의 원천임을 깨닫고 늘 얘기 합니다.

역자의 다른 책 『장누수가 당신을 망친다』가 독자 여러분에게 건강 관리의 경각심을 일깨워 주었다면 이책은 독자여러분의 건강관리의 올바른 실천법을 제시해주는 길잡이 역활을 할것 입니다. 몸이 건강해야 마음이 건강하다고 생각 합니다. 바쁜 일상을 살아가는 현대인들은 피로에 지친 나머지 자신의 몸을 돌아볼 여유가 없습니다.

이 책은 만성피로에 시달리는분들에게 회복의 길을 제시 해줄수있는 훌륭한 건강 지침서라 할수 있습니다.

여러분의 생활과 삶의 곳곳에 건강한 행복에너지가 깃들기를 기원 합니다.

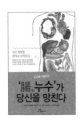

장누수가 당신을 망친다

후지타고이치로 지음/ 임순모 옮김 | 값 17,000원

책 『腸(장) 누수가 당신을 망친다』에서는 생소한 용어인 장 누수에 관해 소개하고 장 누수로부터 일어나는 각종 문제를 설명하고 있다. 다년간 도쿄대 의대 교수로 재직했던 저자가 스스로 만들어 낸 장 건강을 회복하는 레시피를 담고 있어 자극적인 식습관과 음주로 인해 여러 합병증을 겪는 현대인들에게 새로운 식생활 및 습관을 실천하는 데 지침을 줄 것이다.

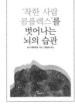

착한 사람 콤플렉스를 벗어나는 뇌의 습관

모기 겐이치로지음/ 임순모 옮김 | 값 15,000원

일본 내에서 뇌과학과 인지과학 분야의 권위자로 널리 알려져 있는 저자의 이 책은 '타인에게 인정받고자 하는 욕구'가 만들어 내는 스트레스를 적절한 방식을 통해서 해소하고, 긍정적으로 승화시켜 다시 삶을 더욱 적극적으로 살아갈 원동력을 창출해 낼 수 있도록 돕는다. 이미 일본에서 좋은 평가를 받았던 이 책을 임순모 번역자의 유려한 번역을 통해 한국에서도 접할 수 있는 좋은 기회가 될 것이다.

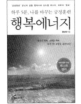

행복에너지(개정판)

권선복 지음 | 값 20,000원

이 책 『행복에너지 – 하루 5분 나를 바꾸는 긍정훈련』은 2014년 첫 출간되어 출간 보름 만에 인터파크 종합 베스트셀러 1위, 교보문고 자기계발 부문 베스트셀러 3위에 오른 권선복 도서출판 행복에너지 대표의 저서를 2020년에 맞추어 새롭게 출간한 책이다. "긍정도 훈련이다"라는 발상의 전환을 통해 삶을 행복으로 이끄는 노하우. '하루 5분 긍정훈련'을 제시하며 이를 기반으로 실생활에서 경험한 구체적인 긍정의 성공 사례를 펼쳐 나간다.

허준할매 건강 솔루션

최정원 지음 | 값 25,000원

이 책은 33만 명이 넘는 구독자들에게 사랑받고 있는 유튜브 채널 〈허준할매 건강TV〉의 운영자 최정원 한의학박사의 현대인을 위한 한방 건강 솔루션이다. 동양의학의 영원한 고전인 〈동의보감〉에 기반하여 현대인들이 흔히 겪는 질병의 완화 및 개선을 돕는 한방 약재와 올바른 사용법을 읽기 편하게 다루고 있어, 나와 가족의 건강을 지키는 데에 큰 도움을 받을 수 있을 것이다.

'행복에너지'의 해피 대한민국 프로젝트!

〈모교 책 보내기 운동〉

대한민국의 뿌리, 대한민국의 미래 **청소년·청년**들에게 **책**을 보내주세요.

많은 학교의 도서관이 가난해지고 있습니다. 그만큼 많은 학생들의 마음 또한 가난해지고 있습니다. 학교 도서관에는 색이 바래고 찢어진 책들이 나뒹굽니다. 더럽고 먼지만 앉은 책을 과연 누가 읽고 싶어 할까요?
게임과 스마트폰에 중독된 초·중고생들. 입시의 문턱 앞에서 문제집에만 매달리는 고등학생들. 험난한 취업 준비에 책 읽을 시간조차 없는 대학생들. 아무런 꿈도 없이 정해진 길을 따라서만 가는 젊은이들이 과연 대한민국을 이끌 수 있을까요?

한 권의 책은 한 사람의 인생을 바꾸는 힘을 가지고 있습니다. 한 사람의 인생이 바뀌면 한 나라의 국운이 바뀝니다. **저희 행복에너지에서는 베스트셀러와 각종 기관에서 우수도서로 선정된 도서를 중심으로 〈모교 책 보내기 운동〉을 펼치고 있습니다.** 대한민국의 미래, 젊은이들에게 좋은 책을 보내주십시오. 독자 여러분의 자랑스러운 모교에 보내진 한 권의 책은 더 크게 성장할 대한민국의 발판이 될 것입니다.

도서출판 행복에너지를 성원해주시는 독자 여러분의 많은 관심과 참여 부탁드리겠습니다.

도서 출판 **행복에너지** 임직원 일동

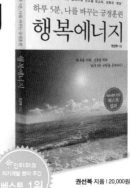

책 『하루 5분, 나를 바꾸는 긍정훈련 - 행복에너지』는 '긍정훈련' 과정을 통해 삶을 업그레이드하고 행복을 찾아 나설 것을 독자에게 독려한다.

긍정훈련 과정은 [예행연습] [워밍업] [실전] [강화] [숨고르기] [마무리] 등 총 6단계로 나뉘어 각 단계별 사례를 바탕으로 독자 스스로가 느끼고 배운 것을 직접 실천할 수 있게 하는 데 그 목적을 두고 있다.

그동안 우리가 숱하게 '긍정하는 방법'에 대해 배워왔으면서도 정작 삶에 적용시키지 못했던 것은, 머리로만 이해하고 실천으로는 옮기지 않았기 때문이다. 이제 삶을 행복하고 아름답게 가꿀 긍정과의 여정, 그 시작을 책과 함께해 보자.

『하루 5분, 나를 바꾸는 긍정훈련 - 행복에너지』